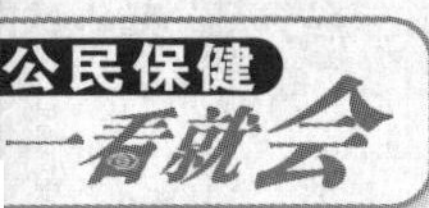

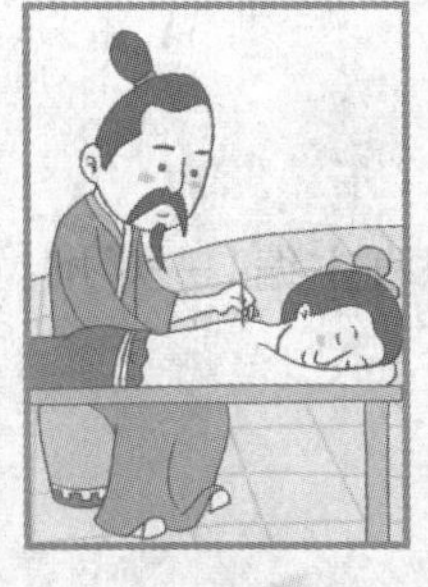

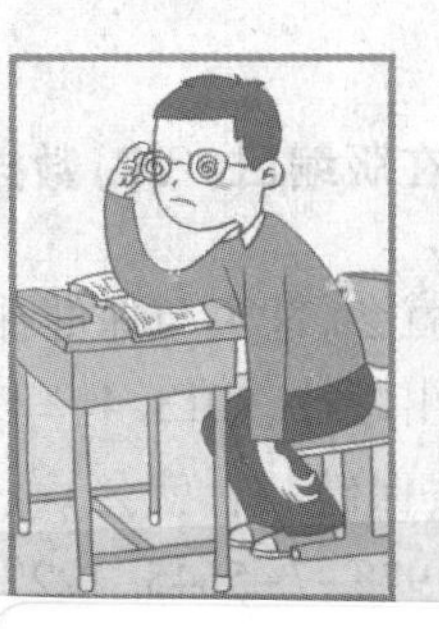

内赠全彩人体穴位图

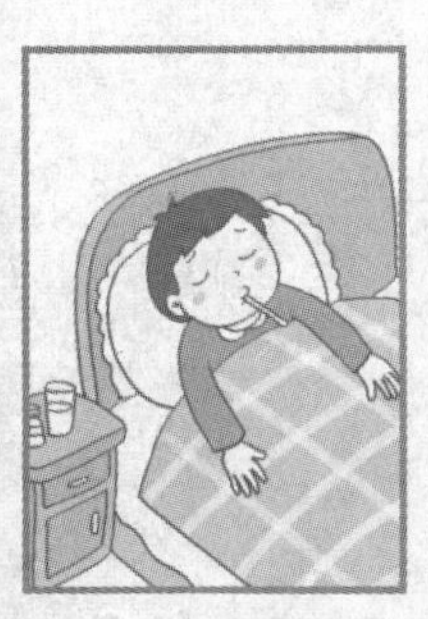

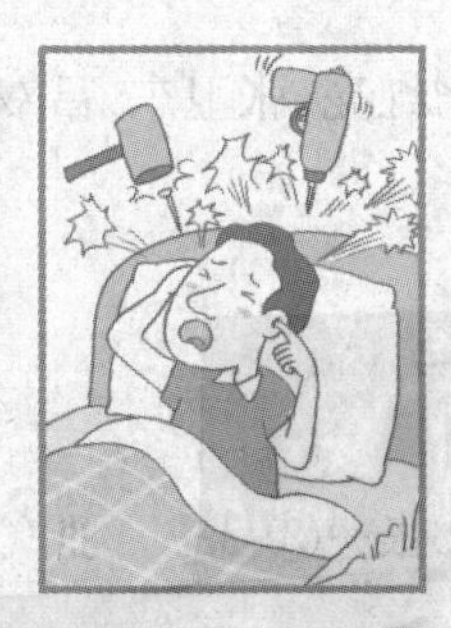

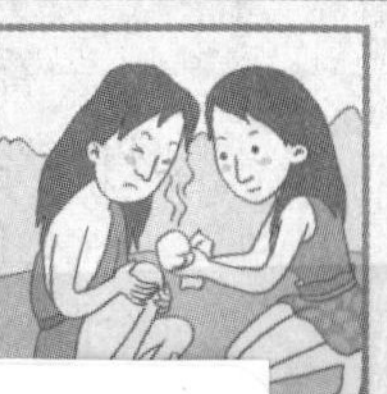

★针灸宝典，百病一针灵，健康全靠它

★穴位遍布全身，针灸是养生保健、防病治病的绝佳工具

★学会针灸疗法，您就是家人最好的保健医生

针灸医学，源远流长，已成为世界医学的重要组成部分

主编 ◎ 陶红亮 张卫东 吕双喜

YIKAN JIUHUI
ZHENJIU YU BAOJIAN

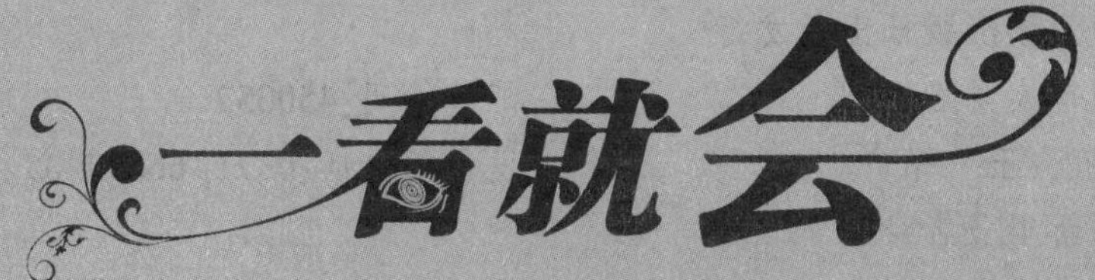

针灸与保健

郑州大学出版社
郑州

图书在版编目(CIP)数据

一看就会,针灸与保健/陶红亮,张卫东,吕双喜主编.—郑州:郑州大学出版社,2013.4

(公民保健一看就会)

ISBN 978-7-5645-1222-4

Ⅰ.①一… Ⅱ.①陶…②张…③吕… Ⅲ.①针灸学-基本知识 Ⅳ.①R245

中国版本图书馆 CIP 数据核字(2012)第 292552 号

郑州大学出版社出版发行

郑州市大学路 40 号　　邮政编码:450052

出版人:王　锋　　发行部电话:0371-66658405

全国新华书店经销

河南省诚和印制有限公司印制

开本:710 mm×1 010 mm　1/16

印张:13.75

字数:227 千字　　彩页:4

版次:2013 年 4 月第 1 版　　印次:2013 年 4 月第 1 次印刷

书号:ISBN 978-7-5645-1222-4　　定价:28.00 元

编委名单

主　编　陶红亮　张卫东　吕双喜

主　审　朱现民

编　委　（以姓氏笔画排序）

马牧晨　王春晓　石　柳　史　霞　刘海勇
李　青　苏文涛　张宁宁　邵　莹　赵　艳
郝言言　唐传汉　唐文俊　唐正兵　薛英祥
薛翠萍

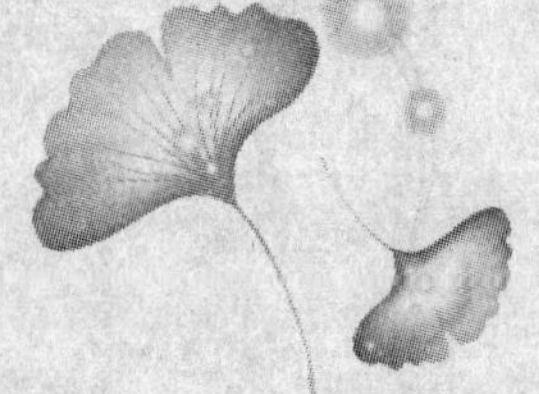

前言

孙思邈提倡针、药并用，主张以“汤药攻其内，针灸攻其外，则病无所逃矣”，因此，他又说：“针灸而不药，药而不针灸，尤非良医也。”一针见血地道出了针灸医生要掌握多项治疗方法的基本要求。由于针、灸并用，所以常并称“针灸”。其实针是针，灸是灸，针灸是两种不同的治疗方法。针灸医学几千年来为中华民族的繁衍昌盛做出了巨大的贡献。针灸医学作为中华医学的一个重要的组成部分，既有完整的理论体系，又有具体的实践技能要求。无论是针，还是灸，各有其不同的特点，它们所治疗的疾病范围有所不同，但共性都是通过对穴位和经络的刺激，起到调整人体阴阳平衡的作用，达到治病防病的目的。

随着社会的发展和人们生活水平的提高，人们对保健知识的渴求越来越强烈，特别是非药物的保健方法，诸如针灸、按摩等深受广大人民群众的喜爱。针灸保健安全可靠，疗效持久，适应面广，无任何副作用，更得到人民群众的青睐。广大人民群众也迫切需要了解针灸疗法的知识。有鉴于此，本书将针灸的常用方法与保健内容介绍给广大读者，使读者通过本书可以了解和掌握针灸学的基本方法和基础知识。本书亦可作为家庭保健和自我保健的指导用书。

针灸疗法是祖国医学遗产的一部分，也是中国特有的一种民族医疗方法。千百年来，对保证健康，繁衍民族，有过卓越的贡献，直到现在，仍然担当着这个任务，为广大群众所信赖。针灸是一种“内病外治”的医术，是通过经络、腧穴的传导作用，以及一定的操作法，来治疗全身疾病的。在临床上按中医的诊疗方法诊断出病因，找出疾病的关键，辨别疾病的性质，确定病变属于哪一经脉、哪一脏腑，辨明它是属于表里、寒热、虚实中哪一类型，作出诊断；然后辅以相应的配穴处方，进行治疗，以通经脉，调气血，使阴阳归于相对平衡，使脏腑功能趋于调和，从而达到防治疾病的目的。

要想成为针灸高手并不难，针灸治法流传数千年，已经成为民间常见的相对成熟的治愈疾病及自我保健的方法。针灸并不神秘，也不复杂，本书的第二章主要内容就是讲述常见的针灸手法，简便，易学，只要通过自己深入学习和揣摩，就能很快掌握操作手法，并不需多久，您即可成为一名针灸高手。

自古以来，掌握穴位的定位就是针灸医生最起码的基本功。要想扎准穴位确实不容易。穴位的面积大的不过如绿豆，小的不比芝麻大多少，细细的针透过皮肤而准确地命中穴位，没有经过“千锤百炼”的功夫，谈何容易？本书的第三章介绍了掌握穴位及扎准穴位的具体做法，大家通过阅读，一定会认识到针灸的神奇疗法及诸多的作用。

健康并非天然存在的，它需要培育，而人的五官也并非天生就是健康的。人常说，“面子问题，事关重大”。人的五官以及面部的一些疾病，如流鼻血、牙痛、咽喉疼痛、口干、头痛等，均可以通过针灸进行预防和治疗。对五官多处穴位的针刺，可以通经络，排毒祛湿，舒肝解郁，有促进代谢的功效。本书第四章主要围绕五官方面的问题，以简便易操作为讲述原则。大家通过阅读，了解和掌握操作要点，可以努力使自己拥有一张帅气、亮丽的面孔。

在现代医学上，外科方面的疾患多会以开刀动手术的方式来介入治疗，存在着一定的风险，而用针灸来治疗外科病症，可以大大降低外科手术刀带来的风险，也可以减轻患者的疼痛，更可以涉及患者经脉，从根部解决外科病症的复发，现在越来越多的外科病就采用拔罐法这种不动刀的安全“手术”来治疗，或者辅助治疗外科疾患。为了大家的身体健康，本书的第六章介绍了针灸辨证治疗常见外科疾病的具体方法，操作简单，疗效显著。

众所周知，从古到今，每一位女性朋友都希望自己拥有光泽亮丽的皮肤、漂亮美丽的容颜，但是，随着生活水平的提高，现在人们在饮食上无规律，有时也没有合理的搭配，所以就引起了一些皮肤病。大家都知道，皮肤疾病多有复发的特征，为历来较难根治的疾患之一。中医素有“治本”之说，如果能长期坚持，一定能起到“除根”的功效，因此，本书的第七章讲到，针灸对治愈皮肤疾病有很好的辅助作用，可以配合其他的疗法，比如刮痧、拔罐、汤药等，通过疏通经络，有效调整人体微循环及内分泌，最终治愈皮肤方面的疾患。

最后，希望大家通过阅读本书，能够掌握针灸疗法的精髓。祝大家与健康相伴一生。

编者

2013 年 1 月

目录

目录

目录

目录

第一章 针灸入门，基础知识概述

针灸在我国历史悠久，早在新石器时期，人类就已学会用砭石来治疗病患。历经数千年的发展，针灸已经成为我国传统医学中的一朵奇葩，凝聚了我国古代医者的智慧，成为我们弥足珍贵的宝贵财富。随着医疗技术的日益发展，针灸也与激光等多种现代科技结合，发挥出更大的作用。

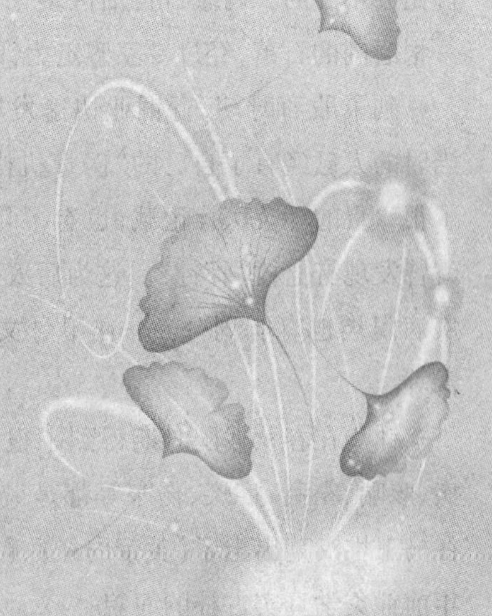

针灸的起源与发展

针灸起源于“砭术”，其主要工具是砭石，早在一万至四千年前的新石器时代已经被人类采用。针灸的形成经历了一个漫长的过程，是我国人民长期与疾病作斗争的经验总结。由新石器时代到秦汉，针具已由竹针、骨针、石针而逐步发展成为金属针；由最初的铜针发展到铁针、银针、合金针，已至现在的不锈钢针具。不断演变的针具，使治疗范围得到了极大的扩展，提高了治疗效果，也促进了传统中医的针灸术的发展。

在新石器时期，人类无药物可以使用，在疾病面前，只能以石块按压痛处，以达到缓解疼痛的目的。《山海经》记载：“高氏之山，有石如玉，可以为箴。”这是远古人类以砭石代针治病的佐证。《素问·异法方宜论篇》记载：“东方之域，天地之所生也，鱼盐之地，海滨傍水，其民食而嗜咸……其病皆为痈疡，其治宜砭石，故砭石者亦从东方来。”说明了砭石治病与当时人类所处的环境和历史条件是分不开的。内蒙古自治区多伦旗头道洼就曾经在新石器时代遗址出土了一根磨削的石革，经过专家鉴定为针刺的原始工具。

到了殷商时期，青铜业快速发展，从而也让针刺工具得到了很大的改进。当时的人已经有了自己的“医疗机构”，即专门从事治疗疾病的医生，他们留下了很珍贵的针灸医疗记载，也有了骨制的医疗工具，甘肃临百夏齐家文化遗址就曾发现有七枚“骨针”。这为后人研究针灸科学打下了可靠的基础，特别是对疾病门类也有所划分——在甲骨文里有关于人体各种疾病的记载，如眼耳鼻舌等。

针灸在春秋战国时期得到了很大发展。当时社会动乱，瘟疫流行，比如痢疾、咳喘、霍乱、疟疾、伤寒等都是最流行的病症，也出现了很多针灸名医名著。在马王堆汉墓出土了《黄帝内经》、《足臂十一脉灸经》等，为我们展现了两千多年前针灸学真实古朴的面貌。

秦代前后时期出现了不同的针灸流派，也出现了历史上如扁鹊、华佗这样的名医大家。他们对治疗疾患有着自己不同的认识,比如扁鹊认为:"灸经取穴及名字即大有不同处所及名亦,皆有异而除痾遗疾。"而华佗每次在使用灸法的时候,不过取一两个穴位,灸上七八壮,病就好了。用针刺治疗时,也只针一两个穴位,告诉患者针感会达到什么地方,然后针感到了他说的地方后,患者就说"已到",他就拔出针来,病也就立即好了。另外,他还创用了夹脊穴,"……点背数十处,相去一寸或五寸……灸处夹脊一寸上下"。秦医在我国针灸医学史上占有重要位置,也留下了非常珍贵的针灸著作,对针灸医学理论的形成起到了继往开来的推动作用。

两晋南北朝时期,政治动荡,经济不稳定,这个时期出现了各种疾病,也出现了许多名医,如徐之才、陶弘景、范汪、葛洪等;留下了《针灸图要穴》《明堂孔穴》《九部针灸经》等针灸名著。隋代有著名针灸医家杨上善,他留有著作《黄帝内经太素》,倡导医者治病首先调治患者的神,人才会恢复健康。针灸到了唐朝得到了很大发展,唐朝很重视医学发展,规定把针灸正式列为专科。在唐朝无论是帝王还是平民百姓,有病多用针灸治疗。

针灸在宋朝极为繁盛,建立了针灸教学机构,建立太医局、太医院等机构,并校正医籍,也出现了许多针灸专著。宋代针灸特色有《铜人腧穴针灸图经》,接下来的元、明、清也都极为重视"针灸铜人"。

明代针灸也有非常蓬勃的发展。太医院、医学教育设置了许多科室,并且进行严格的考核考试,除此外民间可以私人授徒——传承医学。明代重视针灸医学的发展和进步,同时也推动了国外针灸科学的发展。这个时代名医辈出,如:李时珍、孙一奎、汪机等。

针灸医学在清朝时期几经兴衰周折,清朝政府并不重视针灸医学,但光绪之前政府的医政制度仍有针灸科,针灸医学以顽强的生命力活跃在民间。这个时期一些外国医生作了大量的针灸临床实践研究,并且取得了重大进步。他们深知我国针灸科学已有几千年的历史,因此我国的针灸科学被荷兰人带到欧洲去。

民国时期,针灸医学遭摧残,很多人认为:中医按摩、针灸等有迷信活动,国民党政府提倡发展西医医学教育,禁止中医学校成立,教育部下属中医学校改为中医讲习所,上海中医学院因呈准为由也被取缔了,各地的私立中医学校因没有法律保障而停办。由于国民党消灭中医、消灭针灸医学,因而全国中医界组织联合会向反动政府示威、请愿,国民党政府被迫取消了对中医的歧视法令,同时,仍然有热爱中医的人积极创办中医学校,在全国建立了十几个针灸学团体。

针灸疗法的保健治疗作用

针灸是通过非药物治疗的手段来调节人体的自身功能,以达到保健防病的目的。中医认为:人体极为复杂,是一个由皮、脉、肉、筋骨、五脏、六腑等组成的有机整体,经络为人体气血运行的通路。针灸可以调和气血,疏通经络,增强防御能力,从而能够保健强身、预防疾病。

针灸疗法的保健作用

1. **对机体免疫功能的调整** 现代医学认为,人体的抗病能力与疾病的发生、发展和痊愈有很大关系。针灸能使人体免疫功能增强,并可恢复由各种原因所致的免疫功能异常现象。有研究表明,针灸能延缓衰老,也是因为其对体液免疫和细胞免疫的调整,从而全面改善人们在步入老年时所出现的免疫功能下降的情况。

2. **调整神经系统及心血管功能** 针灸对心脑血管疾病的预防,是与它具有调整心血管神经系统的功能密不可分的。针灸具有调整血压、降低血脂、扩张血管、改善血液黏稠度等作用。多年研究证明,针灸作为一种非特异性传入刺激,它主要是通过调整某些内分泌腺活动及神经系统而产生预防效应的。可以把针灸看作是一种特殊的信息刺激,导致人体开放系统内能量和物质的变化,可排除血管危险因子,达到预防心脑血管疾病的目的。

3. **调整微量元素及体液物质含量** 研究表明:老年人头发中血铜含量比年轻人明显偏高,血锌则随年龄增加而下降。当艾灸足三里后,可明显增高老年人身体内的血锌含量,而铜含量则有显著降低。这表明艾灸可以调整微量元素含量,达到延年防老的目的。国外有学者发现,可以通过针灸来戒除烟瘾,当有关穴位受到刺激时，可使人体组织自身分泌出一种类似尼古丁的物质。

针灸疗法的主要表现

经过多年来的针灸实践，针灸疗法有以下几个方面的作用，如温经散寒、行气通络、扶阳固脱、升阳举陷、拔毒泄热和防病保健等。

1. **温经散寒**　人的生命活动依赖于血气，血气在经脉中运行，气行则血行，气止则血止。很多原因都可以引起血气的改变，如“寒则气收，热则气疾”而变生百病。

2. **行气通络**　人体各部都分布有经络，外布体表骨骼、肌肉，内联脏腑等组织。在正常情况下，经络中的气血循序运行，周流不息，如果由于火、燥、湿、暑、寒、风等外因的侵袭，人体局部或整体在经络受阻、气血凝滞时，即可出现肿胀疼痛等症状和一系列功能障碍，此时，针灸治疗可以起到疏通经络、平衡功能、调和气血的作用。

3. **扶阳固脱**　《素问·厥论》云：“阳气衰于下，则为寒厥。”阳气为人赖以生存的根本，决定人的生死，阳病则阴盛，阴盛则为厥、为寒，或脉微欲脱，元气虚陷。

4. **升阳举陷**　《灵枢·经脉》篇云：“陷下则灸之。”阳气虚弱不固等原因可以导致人体气虚下陷，上虚下实，会出现滑胎、崩漏、久泄久痢、阴挺、脱肛等，故脏器下垂、气虚下陷之证多用灸疗。

5. **拔毒泄热**　《圣济总录》指出：“若夫阳病灸之，则为大逆。”在古代文献中亦有“热可用灸”的记载，灸法治疗痈疽，首见于《黄帝内经》，历代医籍均将灸法作为本病证的一个重要治法。

6. **防病保健**　我国古代医家早就认识到预防疾病的重要性，在古代文献中有很多记载，并提出了“治未病”、“防病于未然”的学术思想，而艾灸除了有治疗作用外，还有保健和预防疾病的作用，是防病保健的方法之一。《黄帝内经》有如此记载，“在犬所啮之处灸三壮，即以犬伤法灸之”，以预防狂犬病。

针灸保健的窍门

1. **日常保健**　这里是指健康人平常用针灸防病强身，以达到益寿延年的效果。古人很早就注意到这点了，宋代的医家窦材指出：“于无病时常灸关元、气海、命关、中脘等穴,可以壮阳助元,抗老健身。”现代人们对无病时进行针灸保健赋予了更深层次的内涵:一是在完全健康的状态下以提高体质为主;二是在早期做到未衰先防;三是在亚健康的状况下用针灸进行调整,使之进入正常状态。

2. 针对性预防 指当健康人受到病菌传染或感染威胁时,用针灸加以针对性预防:一种是针对传染或感染之源,用针灸之法消除隐患,杜绝病症;一种则是针对所处的传染环境,如在传染病流行区预防。另外,针对某些药物及输液输血的不良反应或毒副作用,可在使用前针灸。

3. 早期预防 即用针灸预防早期病证,尤其是出现某种疾病先兆时。《千金翼方》中提到,“凡卒患腰肿、附骨肿、痈疽、节肿风、游毒、热肿,此等诸疾,但觉有异,即急灸之愈”。以针灸来预防早期病患,不仅适用于这类急性病证,而且也可有效地阻止多种慢性病及疑难杂症的发生和发展,如采取针灸调节亚健康及降血糖、降血脂、降血压、减肥等措施,就可明显降低心脑血管疾病的发病率。

针灸治疗原则及方法

针灸治疗原则及方法是结合疾病的病性、病位,治病求本、扶正祛邪、调整阴阳,并根据八纲的理论来确定治疗的方法。根据病情需要,采用灸法、针法及针灸并用,或采用泻法、补法及补泻兼施。艾灸和针刺虽然同属于外治法,却是两种不同形式的施治方法,对机体产生的效果和作用也不一样。

温寒与清热

《灵枢·经脉》常说:“热则疾之,寒则留之。”热性病证用“清”法,即以寒治热;寒性病证用“温”法,即以热治寒,均属于正治法。这是针对热性病证和寒性病证制定的清热、温寒的治疗原则。

1. 热则疾之 《灵枢·经脉》说:“热则疾之。”《灵枢·九针十二原》进一步解释说："刺诸热者，如以手探汤。""疾"与"急"通，有快速针刺之义。"以手探汤"形象地描述了针刺手法的快速轻巧，指出了热性病证的治疗原则是点刺出血或浅刺疾出，手法快而直轻，可以不留针；且针用泻法，以清泻热毒。

2. 寒则(温之)日之　《灵枢·经脉》说："寒则留之。"《灵枢·九针十二原》进一步解释说："刺寒情者，如人不欲行。""留"的意思为留针，"人不欲行"形象地描述了针刺手法应久留而深，指出了寒性病的治疗原则是久留针而深刺，以达散寒温经的目的。

泻实与补虚

泻实补虚即祛邪扶正。泻实就是祛除病邪，补虚就是扶助正气。《素问·通评虚实论篇》说，"邪气盛刚实，精气夺则虚"，其中所说的"实"指邪气有余，"虚"则为正气不足。实者宜泻，虚者直补。《灵枢·经脉》说："盛则泻之，虚则补之……陷下则灸之，不盛不虚以经取之。"《灵枢·九针十二原》篇说："虚则实之，满则泄之，宛陈则除之，邪盛则虚之。"都是针对实证、虚证制定的补虚泻实的治疗原则。

1. 虚则补之　"虚则实之"、"虚则补之"，是指虚证的治疗原则是用补法，适用于治疗各种慢性虚弱性病证。对于各种气血虚弱者，诸如乳少、遗尿、泄泻、气短、肢软无力、精神疲乏以及久病大病后气血亏损、肌肉萎缩、身体素虚、肢体瘫痪失用等，常取足三里、膏肓、命门、气海、关元和有关脏腑经脉的穴位，施行补法。促进益气养血、气血化生、强身健体，达到振奋脏腑的功能。

2. 陷下则灸之　"陷下则灸之"，属于虚则补之的范畴。陷下即气虚下陷，也就是说气虚下陷的治疗原则是以灸治为主。针灸临床对于因经络、脏腑之气虚弱，中气不足，使内脏和气血失去其固摄能力而出现的一系列气虚病症有效。

3. 实则泻之　"邪盛则虚之"、"满则泄之"、"盛刚泻之"都是邪气泻损的意思，可统称为"实则泻之"。实证治疗原则是用点刺出血或泻法，例如，对痉挛、惊厥、昏迷、中暑、高热以及各种原因引起的剧痛等实热病证，在正气未衰的情况下，取十二井穴、十宣、水沟、委中、太冲、合谷、大椎等，针用点刺，或泻法出血，即能达到实热清泻的日的。

4. 宛陈则除之　《素问·针解篇》说："宛陈则除之，是出恶血也。"王冰注云："宛，积也；陈，久也；除，去也。言络脉之中血积而久者，针刺而除去之也。"

“宛”同“瘀”，有瘀滞、瘀结之义。“陈”即“陈旧”，为时间长久。“宛陈”泛指络脉瘀阻之类的病证。“除”的意思为“清除”，指清除淤血的刺血疗法，指出由络脉瘀阻而引起的病症，应以三棱钟点刺出血，属于“实者泻之”的范畴。

5. **不虚不由以经取之** 《灵枢·禁眼》说：“不盛不虚，以经取之，名日经制。”《难经》说：“不虚不实，以经取之者，是正经自生病，不中他邪也。当自取其经，故言以经取之。”“不盛不虚以经取之”，并非病狂本身无虚实可言，而是经络、脏腑的虚实表现虚实兼而有之或不甚明显。主要是由于病变经脉、脏腑本身一时性的气血紊乱，而不涉及其他经脉、脏腑，属本经自病。治疗应按本经循经取穴，以五输穴和原穴最为适宜。

整体与局部

针灸治病需要对整体与局部的关系有妥善的处理。因为机体局部病症往往可能是整体疾病的一部分，例如，目赤肿痛和头痛多与肝火上炎有关；小便短赤、口舌生疮多因心和小肠有火造成；子宫脱垂、脱肛皆由中气不足引起。故《标幽赋》云：“观部分而知经络之虚实。”针灸治疗有局部治疗、整体治疗及局部与整体同治之分。

1. **局部治疗** 针灸治病，最常用的方法之一是在病变的邻近、局部，或是脏腑在体表的投影处施治，如牙痛面瘫取颊车、地仓；腹泻、胃痛取天枢、中统；腰酸背痛取肾俞、身柱……解除局部的症状，有助于全身性疾病的治疗。

2. **整体治疗** 针灸治病，除了对机体局部施治外，还应施以治疗整体性。除了针对四肢肘膝关节以下的特定穴位和邻近病变处外，还能治疗脏腑、躯干、头面等全身的病变。部分穴位如大据、百会、气海等，还可防治全身性疾病。

3. **局部与整体同治** 在多数情况下，需要局部与整体同时调治，如此将局部与整体有机地结合起来，既着眼于症状治疗，又注重病因治疗，能够明显提高治疗效果。

灸灼疗法或艾灸疗法

"灸"的意思为灼烧。灸法是一种在体表的穴位上放上艾绒或其他药物以温熨、烧灼，借灸火的药物作用以及温和热力，通过经络的传导，扶正祛邪，温通气血，达到保健和治病目的的外治方法。人体在艾灸后会有一种温和的灼热感觉，这种温热刺激，不仅能改善局部血液循环，使皮肤充血，而且通过刺激相应的穴位，起到畅流气血、调和脏腑、温通经络的作用。艾药性温热，用艾来施行熏灸，具有祛散寒邪、温通经络的功能；艾的气味芳香，有透达肌肤、开毛窍的功能。所以用艾来熏灸，有较强的散寒温经、活血通络的功效，而且艾热力均匀，易于燃烧，又不容易落下火星，是熏灸中比较理想的原料。

艾炷灸法

艾炷为施灸时所燃烧的用艾绒制成的圆锥形小体，分小、中、大三种，小者如麦粒；中者如枣核大，为大炷之半；大者重约 0.1 克，高 1 厘米，炷底直径0.8 厘米。艾炷一壮即为燃烧一炷，临床应用壮的多少，炷的大小，随施灸部位、病症不同而异，少者 1 ~ 3 壮，多者可达数百壮。一般体壮者宜少灸，阴寒虚弱之证宜多灸；肌肤浅薄之处宜小炷，肌肉丰满深厚处宜大炷。

1. **直接灸**　又称明灸、着肤灸，是把艾炷直接放在皮肤上面施灸的一种方法，为防止艾炷倾倒，可事先在皮肤上涂一点酒精、清水、蒜汁或粥汤。直接灸法又分为四种，分别为无瘢痕灸、骑竹马灸法、三角灸、瘢痕灸。

2. **间接灸**　又称间隔灸、隔物灸，即一种利用其他药物将穴位和艾炷隔开施灸的方法。这样既可借间隔物的药力和艾的特性发挥协调作用，也可以避免灸伤皮肤而致化脓，从而取得更好的治疗效果。该法种类很多，被广泛应用于儿科、妇科、五官科、皮肤科、外科、内科等各科疾病的治疗中，有非常好的效果。

基本方法及手法

1. **艾条灸** 以艾绒制成文条,点燃艾条的一端后,在穴位上灼烫或熏灸的方法。艾灸时,将一端艾条点燃后,置于距离皮肤约 3 厘米处,一般每穴灸 10 分钟左右,灸至皮肤发红温热,有温热感,而又不致产生烧伤和灼痛皮肤为宜。

2. **间接灸** 间接灸又称隔物灸。施灸方法是:艾炷与皮肤有一定的距离,并且在艾炷与皮肤之间加上特定的药物,因为药物的不同,使用的灸法也有区别,比如隔姜灸,即艾灸与皮肤中间隔以生姜;隔蒜灸即中间以蒜为衬隔;而中间以盐作为衬隔的称之为隔盐灸等。中间隔以药物的方法,使灸法活力较为温和,同时又具有所加药物和艾灸的双重作用,效果会更好。间接灸最常见的为隔姜灸,选取新鲜的生姜,切成略厚于一元硬币的薄片,置于选定的机体穴位上,从艾炷尖点燃,感到灼痛时,可以将姜片稍稍提起,等灼痛消失后,即刻放下,再行灸治,反复进行直至局部皮肤潮红为止。生姜性温味辛,具有温中止呕、助阳散寒的作用。

注意事项

1. **施灸应专心致志** 施灸时要思想集中,注意力不要分散,以免艾条移动,不在原来的穴位上。对于养生保健灸,则要长期坚持,偶尔灸一次是不能收到预期效果的。

2. **注意穴位、体位的准确性** 艾灸时一定要找到恰当的体位,同时要注意体位自然、舒适,要根据处方找准穴位,以保证艾灸的效果。

3. **施灸时应谨慎防火** 施灸时,尤其是用艾炷灸时更要小心,一定要防止艾炷翻滚脱落。

4. **注意防暑和保暖** 因施灸时需要暴露部分体表部位,在夏季高温时要防中暑,在冬季要保暖,同时还要注意开换气扇和室内温度的调节,及时换取新鲜空气。

5. **施灸应因人而异** 因施灸时疼痛较剧,灸后化脓并留有瘢痕,故对一般体质衰弱者及小儿、老年人应慎用;对长期消耗性疾病、急性热病的重症患者,如内脏实质病证和吐血过多的肺结核,均不能施瘢痕灸治疗。

针刺疗法

针刺疗法是中医防治疾病的一种方法，它以中医理论为指导，治疗方式为针刺。针刺疗法具有操作方便、疗效明显、经济安全、适应证广等优点，深受广大群众和患者欢迎。

针具检查

针具在使用前需要认真检查，其针身必须坚韧、光滑而富有弹性；针尖圆而不钝为佳；针根必须坚固，不宜使用根部松动的针具。毫针最易损坏的部位是针尖，在存放、消毒或使用时，切忌针尖碰触消毒锅、金属针盒、方盘。在针管内放置的针具，针尖一端要放上棉纱，以免针尖卷曲。

患者体位

患者体位的选择，既要操作方便，正确取穴，也要患者感觉舒适，能持久坚持。为便于留针，有以下5种基本体位。

1. **仰卧位** 适用于颈、面部、头及身体前侧的穴位。

2. **俯卧位** 适用于头、颈、肩、背、腰、骶及下肢后侧等部的穴位。

3. **侧卧位** 适用于侧身部穴位。

4. **俯伏坐位** 适用于头及背部穴位。

5. **仰靠坐位** 适用于颜面、头、胸、颈及四肢部穴位。

针具消毒

针具的消毒以高压蒸汽法最佳：将针具用布包好，或装在针盒、试管里，放在密封的高压蒸汽锅内，一般在100～140 kPa、120℃高温下持续15分钟以上，即可达到消毒目的。

另外，也可以将针具浸泡在75%的乙醇内大约30分钟，取出擦干即可使用。

进针方法

1. **持针法** 中医上称,持针即为拿针。持针的手称之为“刺手”,一般拿针的手为右手,而辅助刺手的另外一只手叫作“押手”。若以右手持针,手势一般为:中、拇、示三指夹持针柄,以无名指抵住针身,有如执笔,故又称执笔式持针法。另外,还有示、拇指持针法,中、拇指持针法等。

2. **进针法**

(1)单手进针法:以示指、拇指持针施术,用中指端抵住穴位,指腹紧靠针身下段。当示、拇指向下用力按压时,中指随之屈曲,将针刺入,刺至所要求的深度。该法多用于较短毫针的进针。

(2)双手进针法:即左右双手配合,协同进针。根据押手辅助动作的不同,又分为夹持进针法、指切进针法、舒张进针法、提捏进针法四种。夹持进针法适用于长针的进针,手法为用左手示、拇两指夹持棉球,裹住针尖,直对穴位,当押手两指下按时刺手顺势将针刺入穴位;指切进针法适用于较短毫针刺入肌肉丰厚部的穴位,手法为以左手示指或拇指指甲切压在要针灸的穴位上,右手持针,紧靠指甲缘将针刺入皮肤;舒张进针法多用于皮肤松弛或有皱折部的穴位,如腹部穴位,手法为以押手示、拇指将穴区皮肤撑开绷紧,右手持针从两指间刺入;提捏进针法适用于头、面等皮肤浅薄处的穴位,手法为用押手示、拇指将穴区皮肤捏起,刺手持针从捏起部侧面或上端刺入。

3. **针刺方向、深度和角度**

(1)进针角度

直刺:针身与皮肤表面呈90°或接近垂直刺入。此法常用于肌肉较丰厚的四肢、腹、臀、腰等部位的腧穴。

斜刺:皮肤表面与针身呈45°左右倾斜刺入。此法适用于不能深刺的腧穴。

横刺:又称沿皮刺或平刺,即将针身倾斜与皮肤表面约呈15°~25°沿皮刺入。此法适用于浅薄处皮肉,有时在施行透穴刺法时也用这种角度针刺。

(2)针刺方向:针刺方向一般根据经脉循行方向,腧穴分布部位和所要求达到的组织结构等情况而定。有时为了使针感到达病所,也可将针尖对向病痛处。

(3)针刺深度:针刺的深度一般以既不伤及重要组织器官而又有针感为原则。每个腧穴的针刺深浅都有原则要求，但在临床应用时，还应根据患者的体质、病情、年龄和所在腧穴的解剖部位等情况灵活处置。

(4)辅助手法:针刺操作时，为了取得较好的针感，除运用基本手法外，还有辅助手法，包括震颤、摇、弹、刮、循等。

震颤法:毫针刺入一定深度后，以右手拇、示、中三指捏住针柄作小幅度、快频率的提插动作，使针身发生轻微震颤，以增强针感。

摇柄法:毫针刺入一定深度后，手持针柄轻轻摇动针体。此法直立针身而摇，可以加强针感;卧倒针身而摇，可以促使针感向一定方向传导。

弹柄法:毫针刺入一定深度后，以手指轻轻叩弹针柄或针尾，使针身轻微地震动，以加强针感。

刮柄法:是将针刺入腧穴一定深度后，用拇指指腹抵住针尾，以中指或示指指甲轻刮针柄的方法，可加强针感和针感的传递。

循法:是用手指顺着经脉的循行路线，在所刺腧穴的上下部徐和地循按的方法。此法可激发经气的运行，用于催气。

第二章 经络腧穴，中医史上的伟大发现

本章所述经络学说是中医学的基础理论，它与阴阳、五行、脏象、营卫气血等学说组成了完整的中医理论体系。经络学说是阐发和分析生理功能、病理变化的学说，是诊断和治疗机体疾病的主要理论依据。经络学说不仅是针灸学的理论核心，而且对中医临床各科均有普遍的指导意义。另外，本章还介绍了经络学说的理论，论证了经络学说在中医学理论体系中所起的纲领性的作用。

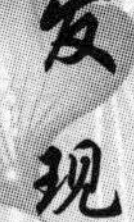

经络基本概念与经络学说的形成

经络是经脉和络脉的总称,是人体联络、运输和传导的体系。经,有路径的含义,经脉贯通上下,沟通内外,是经络系统中的主干;络,有网络的含义,络脉是经脉别出的分支,较经脉细小,纵横交错,遍布全身。《灵枢·脉度》说:"经脉为里,支而横者为络,络之别者为孙。"

经络"内属于脏腑,外络于肢节",沟通于脏腑与体表之间,将人体脏腑组织器官联系成为一个有机的整体,并借以行气血,营阴阳,使人体各部的功能活动得以保持协调和相对的平衡。针灸临床治疗时的辨证归经、循经取穴、针刺补泻等,无不以经络理论为依据。在《灵枢·经别》说:"夫十二经脉者,人之所以生,病之所以成,人之所以治,病之所以起,学之所始,工之所止也。"人体的气血通过经络系统运行于全身,将水谷精微物质输送到全身各组织器官,使脏腑组织器官发挥各自的功能,维持人体的阴阳平衡。

经与络之间的区别,体现在以下几个方面。

1. **经深络浅**　经脉在体内深伏难见,络脉在体表浅显易察。当然其深浅只是一个相对的概念,就经脉而言,阳经较浅,阴经较深;络脉中阳络较浅,阴络较深。经与络之间有交通支相互沟通。

2. **经粗络细**　经脉为主干,较为粗大,称之为"大经";络脉为支节结构细小,称之为"小络"。

3. **经直络横**　"脉之直行者为经",即言经脉呈线状纵行人体上下;"支而横者为络",络脉呈网状横行于经脉之间。

4. **经少络多**　经脉的数目相对固定,主要是十二经脉、十二经别和奇经八脉;络脉除十五大络有固定的数目外,还有数不胜数的孙络和浮络。

经络学说的主体是经络系统,它是中医学的最基本理论之一。经络学说的形成是我国古代医学家在长期的医疗实践中,对人体生理与病理不断认识的结果,主要体现在4个方面。

1.“针感”传导的观察 针刺或按压人体的某个部位会产生酸、麻、重、胀等感觉,这种感觉有时还会沿着一定的路线向远处传导,温灸时也会有热感由施灸部位向远处沿一定路线扩散的现象。古代医学家通过长期的观察实践,逐步产生了人体各部复杂而又有规律的联系通路的概念,从而提出经络分布的轮廓。

2.腧穴功效的总结 长期的针灸实践使人们意识到腧穴除了治疗局部的疾病外,还可以治疗相关远隔部位的病证,并且发现主治作用相似的腧穴往往有规律地排列在一条路线上,而同一路线上所出现的病候又同该条路线的腧穴主治范围一致。如果把作用相似的穴位归纳分类,便逐步构成经络的连线。

3.解剖、生理知识的启发 随着古代医学对人体结构的了解,尤其是对人体解剖的直接观察,在一定程度上认识了内脏的位置、形态及某些生理功能。观察发现人体分布着许多管状和条索状结构,形成“脉”的概念,人体气血在“脉”管内运行,这对认识经络有较大的启发作用。

4.体表病理现象的推理 内脏的病变,往往通过经络的传导作用反映于体表,在体表出现反应点、反应物,如压痛、结节、皮疹、色泽的改变等,有时甚至会在体表出现线状的反应物,对这些反应物的观察分析,也是发现经络的途径之一。

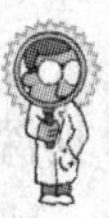

养生提示

通常按压穴位会有酸痛的感觉,这是为什么呢?酸和痛都表示你的经络尚处在通畅的状态,但在该处有堵塞或狭窄,致使气血不能畅快流通。感觉酸时不可采用过强手法,大多数情况是气血虚弱,需要进补;而感到刺痛则表明痛的地方有气血存在,却堵住了,气血正在努力地冲撞,此时则稍微用力度大的手法便可帮助疏通。

经络的组成和作用

经络系统由十二经脉、奇经八脉、十五络脉和十二经别、十二经筋、十二皮部及许多孙络、浮络等组成。

十二经脉

十二经脉即手三阴(肺、心包、心)、手三阳(大肠、三焦、小肠)、足三阳(胃、胆、膀胱)、足三阴(脾、肝、肾)经的总称。由于它们隶属于十二脏腑,为经络系统的主体,故又称为"正经"。十二经脉的命名是结合脏腑、阴阳、手足三个方面而定的。阳分少阳、阳明、太阳;阴分少阴、厥阴、太阴。根据脏属阴、腑属阳,内侧为阴、外侧为阳的原则,把各经所属脏腑结合循行于四肢的部位,定出各经的名称。

十二经脉的走向规律为"手之三阴从胸走手,手之三阳从手走头,足之三阳从头走足,足之三阴从足走腹"(《灵枢·逆顺肥瘦》)。

十二经脉通过支脉和络脉的沟通衔接,形成六组"络属"关系,即在阴阳经之间形成六组"表里头系"。阴经属脏络腑,阳经属腑络脏。

十二经脉的流注次序为:起于肺经→大肠经→胃经→脾经→心经→小肠经→膀胱经→肾经→心包经→三焦经→胆经→肝经,最后又回到肺经,周而复始,环流不息。

奇经八脉

奇经八脉是任、督、冲、带、阴维、阳维、阴跷、阳跷脉的总称。它们与十二正经不同,既不直属脏腑,又无表里配合,故称"奇经"。其生理功能主要是对十二经脉的气血运行起蓄积、调节作用。

任脉为诸条阴经交会之脉,故称"阴脉之海",具有调节全身阴经经气的作用;督脉称"阳脉之海",诸阳经均与其交会,具有调节全身阳经经气的作用;冲脉为“十二经之海”,十二经脉均与其交会,具有涵蓄十二经气血的作用;带脉约束诸经;阴维脉、阳维脉分别调节六阴经和六阳经的经气,以维持阴阳协调和平衡;阴跷、阳跷脉共同调节肢体运动和眼睑的开合功能。

奇经八脉中的腧穴,大多寄附于十二经之中,唯任、督二脉,各有其专属的腧穴,故与十二经相提并论,合称为“十四经”。十四经,是针灸学科内容的重要部分。由于十四经具有一定的循环路线和病候及其专属腧穴主治,它不但是经络系统的主干,而且在临床上还是辨证归经(诊断疾病)和循经取穴施治的基础,因此,学习针灸学,必须熟悉和掌握十四经所具有的特点。

十五络脉

十二经脉和任、督二脉各自别出一络,加上脾之大络,总计 15 条,称为十五络脉。十二经脉的别络均从本经四肢肘膝关节以下的络穴分出,走向其相表里的经脉,即阴经别络于阳经,阳经别络于阴经。手太阴别络从列缺分出,别走手阳明;手少阴别络从通里分出,别走手太阳;手厥阴别络从内关分出,别走手少阳;手阳明别络从偏历分出,别走手太阴;手太阳别络从支正分出,别走手少阴;手少阳别络从外关分出,别走手厥阴;足阳明别络从丰隆分出,别走足太阴;足太阳别络从飞扬分出,别走足少阴;足少阳别络从光明分出,别走足厥阴;足太阴别络从公孙分出,别走足阳明;足少阴别络从大钟分出,别走足太阳;足厥阴别络从蠡沟分出,别走足少阳。任脉、督脉的别络以及脾之大络主要分布在头、身部。任脉的别脉从鸠尾分出后散布于腹部;督脉的别络从长强分出后散布于头,左右别走足太阳经;脾之大络从大包分出后散布于胸胁。

《灵枢·经脉》曰:“凡此十五络者,实则必见,虚则必下,视之不见,求之上下,人经不同,络脉异所别也。”此外,还有从络脉分出的浮行于浅表部位的浮络和细小的孙络,分布极广,遍布全身。四肢部的十二经别络,加强了十二经中表里两经的联系,沟通了表里两经的经气,补充了十二经脉循行的不足。躯干部的任脉别络、督脉别络和脾之大络,分别沟通了腹、背和全身经气,输布气血以濡养全身组织。

十二经别

十二经别是十二正经离、入、出、合的别行部分,是正经别行深入体腔的支脉。十二经别多从四肢肘膝关节以上的正经别出（离），经过躯干深入体腔与相关的脏腑联系（入），再浅出于体表上行头项部（出），在头项部，阳经经别合于本经的经脉，阴经经别合于其相表里的阳经经脉（合）。十二经别按阴阳表里关系汇合成六组，在头项部合于六阳经脉，故有“六合”之称。足太阳、足少阴经别从腘部分出，入走肾与膀胱，上出于项，合于足太阳膀胱经；足少阳、足厥阴经别从下肢分出，行至毛际，入走肝胆，上系于目，合于足少阳胆经；足阳明、足太阴经别从髀部分出，入走脾胃，上出鼻安，合于足阳明胃经；手太阳、手少阴经别从腋部分出，入走心与小肠，上出目内眦，合于手太阳小肠经；手少阳、手厥阴经别分别从所属正经分出，进入胸中，入走三焦，上出耳后，合于手少阳三焦经；手阳明、手太阴经别从所属正经分出，入走肺与大肠，上出缺盆，合于手阳明大肠经。

由于十二经别有离、入、出、合于表里之间的特点，不仅加强了十二经脉的内外联系，更加强了经脉所属络的脏腑在体腔深部的联系，补充了十二经脉在体内外循行的不足。由于十二经别通过表里相合的“六合”作用，使得十二经脉中的阴经与头部发生了联系，从而扩大了手足三阴经的主治范围，如手足三阴经穴位之所以能主治头面和五官疾病，与阴经经别合于阳经而上头面的循行是分不开的。此外，由于十二经别加强了十二经脉与头面部的联系，故而突出了头面部经脉和穴位的重要性及其主治作用。

十二经筋

十二经筋是十二经脉之气输布于筋肉骨节的体系，是附属于十二经脉的筋肉系统。其循行分布均起始于四肢末端，结聚于关节骨骼部，走向躯干头面。十二经筋行于体表，不入内脏，有刚筋、柔筋之分。刚（阳）筋分布于项背和四肢外侧，以手足阳经经筋为主；柔（阴）经分布于胸腹和四肢内侧，以手足阴经经筋为主；足三阳经筋起于足趾，循股外上行结于頄（面）；足三阴经筋起于足趾，循股内上行结于阴器（腹）；手三阳经筋起于手指，循臑外上行结于角（头）；手三阴经筋起于手指，循臑内上行结于贲（胸）。

经筋具有约束骨骼，屈伸关节，维持人体正常运动功能的作用。经筋为病，多为转筋、筋痛、痹证等，针灸治疗多局部取穴而泻之，如《灵枢·经筋》载：“治在燔针劫刺，以知为数，以痛为输。”

十二皮部

十二皮部是十二经脉功能活动反映于体表的部位，也是络脉之气散布之所在。十二皮部的分布区域是以十二经脉在体表的分布范围，即十二经脉在皮肤上的分属部分为依据而划分的，故《素问·皮部论篇》指出："欲知皮部，以经脉为纪者，诸经皆然。"

由于十二皮部居于人体最外层，又与经络气血相通，故是机体的卫外屏障，起着保卫机体、抗御外邪和反映病证的作用。近现代临床常用的皮肤针、穴位敷贴法等，均以皮部理论为指导。

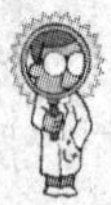

养生提示

经络具有运行气血，濡养机体的作用。气血是维持机体的生命活动所必需的物质基础，人体必须通过经络通路的传注，气血才得以输布全身，以濡养滋润全身各脏腑组织器官，维持机体的正常功能。

常用经外奇穴

经外奇穴是在十四经穴之外具有固定名称、位置和主治作用的腧穴，简称奇穴。"奇"是相对于"常"而言的，即以十四经经穴为常，它是指既有定名，又有定位，临床用之有效，但尚未纳入十四经系统的腧穴。这类腧穴，在《黄帝内经》中已有零散记载，后《备急千金要方》、《外台秘要》等书记载甚多，至《奇效良方》才列"奇穴"一门。经外奇穴分布比较分散，但与经络仍有密切联系，如印堂与督脉、太阳与三焦经等。其中少数腧穴，后来又补充到十四经穴，如督脉的阳关、中枢、灵台，膀胱经的眉冲、膏肓俞、厥阴俞等。随着针灸学术的发展，现代的一些新穴,诸如阑尾穴、球后穴等,亦入经外奇穴之列。

四神聪

标准定位:在头顶部,在百会前后左右各1寸处,共4个穴位。

取穴:取穴时患者取坐位或仰卧位,先取头部前后正中线与耳尖连线的中点(百会穴),在其前后左右各1寸处取穴。

穴位解剖:穴下有皮肤、皮下组织和帽状腱膜。皮肤由额神经、耳廓神经、耳小神经和枕大神经交织分布。该处血管有枕动、静脉,颞浅动、静脉的额支和顶支,眶上动、静脉的吻合网分布。

功用:清头明目,镇静安神,醒脑开窍。

主治:头痛、失眠、眩晕、癫痫、健忘、精神病、脑血管病后遗症、大脑发育不全等。

刺灸法:平刺0.5~0.8寸,局部酸胀,可灸。

当阳

标准定位:在头前部当瞳孔直上,前发际上1寸。

取穴:正坐位或仰卧位,在瞳孔直上,入前发际1寸。

穴位解剖:穴下有皮肤、皮下组织、枕额肌额腹或帽状腱膜下疏松结缔组织。分布有眶上神经和眶上动、静脉的分支或属支。

功用:疏风通络,清头明目。

主治:偏、正头痛,神经性头痛,眩晕,目赤肿痛,鼻炎。

刺灸法:平刺0.5~0.8寸,可灸。

印堂

标准定位:位于人体的前额部,在两眉头间连线与前正中线之交点处。

取穴:仰靠或仰卧位取穴。

穴位解剖:穴下有皮肤、皮下组织和降眉间肌。皮肤由额神经的滑车上神经分布。肌肉由面神经的颞支支配,血液供应来自滑车上动脉和眶上动脉的分支及伴行同名静脉。

功用:清头明目,通鼻开窍。

主治:头晕、头痛、目赤肿痛、鼻炎、三叉神经痛。

刺灸法:向下平刺0.3~0.5寸,或三棱针放血,可灸。

鱼腰

标准定位:在额部,瞳孔直上,眉毛中。

取穴:正坐位或仰卧位,在瞳孔直上,眉毛中。

穴位解剖:穴下有皮肤、皮下组织、眼轮匝肌和枕额肌额腹。分布有眶上神经外侧支,面神经的分支和眶上动、静脉的外侧支。

功用:镇惊安神,疏风通络。

主治:近视、目赤肿痛、眼睑下垂、急性结膜炎、面神经麻痹、三叉神经痛等。

刺灸法:平刺0.3~0.5寸。

太阳

标准定位:在颞部,在眉梢与目外眦之间,向后约一横指的凹陷处。

取穴:正坐位或侧伏位,在颞部,在眉梢与目外眦之间,向后约一横指的凹陷处。

穴位解剖:穴下有皮肤、皮下组织、眼轮匝肌、颞筋膜和颞肌。分布有颧神经的分支颧面神经,面神经的颞支和颧支,下颌神经的颞神经和颞浅动、静脉的分支或属支。

功用:清肝明目,通络止痛。

主治:神经血管性头痛、偏正头痛、三叉神经痛、视神经萎缩、目赤肿痛等。

刺灸法:直刺或斜刺0.3~0.5寸,或用三棱针点刺出血,可灸。

耳尖

标准定位:在耳郭的上方,在折耳向前,耳郭上方的尖端处。

取穴:正坐位或侧伏坐位,在耳郭的上方,当折耳向前,耳郭上方的尖端处。

穴位解剖:穴下有皮肤、皮下组织和耳郭软骨。分布有颞浅动、静脉的耳前支,耳后动、静脉的耳后支,耳颞神经耳前支、枕小神经耳后支和面神经耳支等。

功用:清热祛风,解痉止痛。

主治:急性结膜炎、目赤肿痛、角膜炎等。

刺灸法:直刺0.3～0.5寸,或用三棱针点刺出血。可灸。

球后

标准定位:在面部,当眶下缘外1/4与内3/4交界处。

取穴:仰靠坐位。当眶下缘外1/4与内3/4交界处。

穴位解剖:穴下有皮肤、皮下组织、眶脂体、眼轮匝肌、下斜肌与眶下壁之间。分布有颞浅动、静脉的耳前支,耳后动、静脉的耳后支,耳颞神经耳前支、枕小神经耳后支和面神经耳支等。

功用:清热明目。

主治:视神经萎缩,视网膜色素变性,青光眼早期,白内障,近视等。

刺灸法:沿眶下缘从外下向内上,向视神经孔方向刺0.5～1寸,可灸。

上迎香

标准定位:在面部,当鼻翼软骨与鼻甲的交界处,近处鼻唇沟上端处。

取穴:仰靠坐位。在鼻翼软骨与鼻甲的交界处,近处鼻唇沟上端处。

穴位解剖:穴下有皮肤、皮下组织、提上唇鼻翼肌。分布有眶下神经,滑车下神经的分支,面神经的颊支和内眦动、静脉。

功用:清利鼻窍,通络止痛。

主治:鼻炎,鼻窦炎,过敏性鼻炎,头痛等。

刺灸法:向内上方斜刺0.3～0.5寸,可灸。

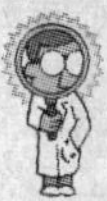

养生提示

有些人在进行穴位治疗时会出现晕穴的现象,通常体质偏虚的人这种表现更甚,因此,体虚的人应尽量少使用点穴法,一定要使用的时候,要注意选穴不要太多,按压穴位时间也不要过长。

十二正经经脉

十二经络之手太阴肺经

1. **经脉循行**　起于中焦，向下联络大肠，回绕过来沿着胃的上口，通过横膈，属于肺脏；从“肺系”（肺与喉咙相联系的部位）横行出来（中府），向下沿上臂内侧，行于手少阴经和手厥阴经的前面，下行到肘窝中，沿着前臂内侧前缘，进入寸口，经过鱼际，沿着鱼际的边缘，出拇指内侧端（少商）。手腕后方的支脉从列缺穴分出，一直走向示指内侧端（商阳），与手阳明大肠经相接。

2. **主治病候**　本经腧穴主治喉、胸、肺病，以及经脉循行部位的其他病证，如气喘，咳嗽，少气不足以息，胸部胀满，伤风，咳血，咽喉肿痛，缺盆部及手臂内侧前缘痛，肩背寒冷、疼痛等。经穴分布：本经经穴分布在胸部的外上方，上肢掌面桡侧和手掌及拇指的桡侧。起于中府，止于少商，左右各11个穴位。

十二经络之足阳明胃经

1. **经脉循行**　起于鼻翼两侧（迎香），上行到鼻根部，与旁侧足太阳经交会，向下沿着鼻的外侧（承泣），进入上齿龈内，回出环绕口唇，向下交会于颏唇沟承浆（任脉）处；再向后沿着口腮后下方，出于下颌大迎处，沿着下颌角颊车，上行耳前，经过上关（足少阳经），沿着发际，到达前额（神庭）。

（1）面部支脉：从大迎前下走人迎，沿着喉咙，进入缺盆部，向下通过横膈，属于胃，络于脾脏。

（2）缺盆部直行的支脉：经乳头，向下挟脐旁，进入少腹两侧气冲。

（3）胃下口部支脉：沿着腹里向下于气冲会合，再由此下行至髀关，直抵伏兔部，下至膝盖，沿着胫骨外侧前线，下经足跗，进入第2足趾外侧端（厉兑）。

（4）胫部支脉：从膝下3寸（足三里）处分出，进入足中趾外侧。

（5）足跗部支脉：从跗上（冲阳）分出，进入足大趾内侧端（隐白），与足太阴脾经相接。

2. **主治病候**　本经腧穴主治胃肠病、头面、目、鼻、口、齿痛、神志病及经脉循行部位的其他病证，如肠鸣腹胀、水肿、胃痛、呕吐或消谷善饥、口渴、咽喉肿痛、鼻衄、胸部及膝膑等本经循行部位疼痛，热病，发狂等病证。足阳明胃经经穴分布在头面部、胸腹部、颈部部、下肢的前外侧面，起于承泣，止于厉兑，左右各45穴。

十二经络之足太阴脾经

1. **经脉循行**　起于足大趾末端（隐白），沿着大趾内侧赤白肉际，经过大趾本节后的第1跖趾关节后面，上行至内踝前面，再上腿肚，沿着胫骨后面，交出足厥阴经的前面，经膝股部内侧前缘，进入腹部，属于脾脏，络于胃，通过横膈上行，挟咽部两旁，连系舌根，分散于舌下；胃部支脉向上通过横膈，流注于心中，与手少阴心经相接。

2. **主治病候**　本经腧穴主治脾胃病、妇科病、前阴病及经脉循行部位的其他病证，如胃脘痛，食则呕，嗳气，舌根强痛，腹胀便溏，身重无力，黄疸，下肢内侧肿胀，四肢厥冷等。

3. **经穴分布**　本经经穴分布在足大趾、内踝、下肢内侧、腹胸部第3侧线，起于隐白，止于大包，左右各21穴。

十二经络之手少阴心经

1. **经脉循行**　起于心中，出属"心系"（心与其他脏器相连系的部位），通过横膈，络于小肠。

（1）"心系"向上的脉：挟着咽喉上行，连系于"目系"（眼球连系于脑的部位）。

（1）"心系"直行的脉：上行于肺部，再向下出于腋窝部（极泉），沿着上臂内侧后缘，行于手太阴经和手厥阴经的后面，到达肘窝，沿前臂内侧后缘，至掌后豌豆骨部，进入掌内，沿小指内侧至末端（少冲），与手太阳小肠经相接。

2. **主治病候**　本经腧穴主治心、胸、神志病以及经脉循行部位的其他病证，如心痛，口渴，咽干，胁痛，目黄，上臂内侧痛，手心发热等。

3. **经穴分布**　本经经穴分布在腋下，上肢掌侧面的尺侧缘和小指的桡侧端。起于极泉，止于少冲，左右各9穴。

十二经络之足太阳膀胱经

1. **经脉循行** 起于目内眦（睛明），上额交会于巅顶（百会，属督脉）。

(1)巅顶部支脉：从头顶到颞颥部。

(2)巅顶部直行的脉：从头顶入里络于脑，回出分开下行项后，沿着肩胛部内侧，挟着脊柱，到达腰部，从脊旁肌肉进入体腔，络于肾脏，属于膀胱；腰部的支脉：向下通过臀部，进入腘窝中。

(3)后项的支脉：通过肩胛内缘直下，经过臀部（环跳，属足少阳胆经）下行，沿着大腿后外侧，与腰部下来的支脉会合于腘窝中；从此向下，通过排肠肌，出于外踝的后面，沿着第五跖骨粗隆，至小趾外侧端（至阴），与足少阴经相接。

2. **主治病候** 本经腧穴主治头、项、目、背、腰、下肢部病证以及神志病；背部第1侧线的背俞穴及第2侧线相平的腧穴，主治与其相关的脏腑病证和有关的组织器官病证，如小便不通，癫狂，遗尿疟疾，目痛，鼻塞多涕，迎风流泪，头痛，鼻衄，项、背、腰、臀部以及下肢后侧本经循行部位疼痛等证。

十二经络之手太阳小肠经

1. **经脉循行** 起于小指外侧端（少泽），沿着手背外侧至腕部，出于尺骨茎突，直上沿着前臂外侧后缘，经尺骨鹰嘴与肱骨内上髁之间，沿上臂外侧后缘，出于肩关节，绕行肩胛部，交会于大椎（督脉），向下进入缺盆部，络于心脏，沿着食管通过横膈，到达胃部，属于小肠。

(1)缺盆部支脉：沿着颈部，上达面颊，至目外眦，转入耳中（听宫）。

(2)颊部支脉：上行目眶下，抵于鼻旁，至目内眦（睛明），与足太阳膀胱经相接，而又斜行络于颧骨部。

2. **主治病候** 本经腧穴主治头、项、耳、目、咽喉病，热病，神经病以及经脉循行部位的其他病证，如少腹痛，腰脊痛引睾丸，耳聋，目黄，颊肿，咽喉肿痛，肩臂外侧后缘痛等。

3. **经穴分布** 本经经穴分布在指掌尺侧、上肢背侧面的尺侧缘、肩胛及面部，起于少泽，止于听宫，左右各19穴。

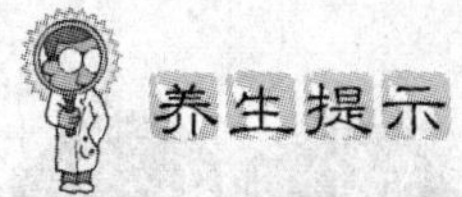

了解了十二正经的经脉循行以及穴位在经络上的大致位置所在，对每一条经络的所主症候进行有针对性的治疗，例如通过对经络进行简单揉捏按摩，不仅可以起到缓解病痛的作用，对于日常生活中的保健养生也会起到很大的辅助作用。

腧穴的起源与发展

腧穴是人体脏腑经络气血输注于体表的部位。腧穴学就是研究有关腧穴的位置，腧穴与脏腑经络的关系，以及用来防治疾病的一门学科。它叙述了腧穴的位置与取法，局部解剖、主治应用、配伍举例、刺灸方法与禁忌，以及一些必要的选摘等内容。

腧穴的起源与发展

腧穴是人们在长期的医疗实践中陆续发现的。远在新石器时代，我们的祖先就已经使用砭石来砥刺放血，割刺脓疡；或用热熨、按摩、叩击体表；或在体表某一部位用火烤、烧灼等方法来减轻和消除伤痛。久之，逐渐意识到人体的某些特殊部位具有治疗疾病的作用，这就是腧穴发现的最初过程。

起初，只是在病痛的局部作为刺灸的部位，即“以痛为腧”（《灵枢·经筋》）。当时，既没有固定的部位，也无所谓穴名。后来，随着医疗经验的积累，才把某些特殊的“按之快然”、“驱病迅捷”的部位称为“砭灸处”，如扁鹊治虢太子尸厥，取“三阳五会输”；马工堆汉墓《帛书·脉法》中“阳上于环二寸而益为一久（灸）”；《五十二病方》中“久（灸）足中指”、“久（灸）左”等，所指的都是刺灸的部位。这说明早在战国初期已形成了穴位的概念。

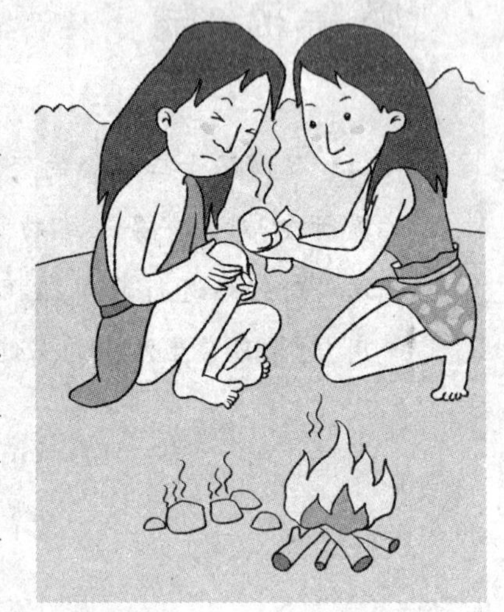

我国最早的经典医籍《黄帝内经》便论及了腧穴的部位、名称、分经、主治等内容,从而为腧穴学的形成与发展奠定了基础。其后《黄帝八十一难经》又提出了八会穴,并对俞募穴、原穴、五腧穴均有所阐发。晋代皇甫谧根据《黄帝内经 · 素问》、《针经》、《明堂孔穴针灸治要》编纂而成《针灸甲乙经》,是我国现存最早的针灸专著,对穴位的名称、位置、取法、主治、配伍、何经脉气所发、何经所会、针刺深浅、留针时间、艾灸壮数、禁刺禁灸以及误刺误灸所带来的后果都做了全面的论述,并对腧穴的顺序进行了整理,头面躯干以分区划线排列,四肢以分经排列,因此,该书集晋代以前针灸学之大成,为腧穴学理论实践的发展做出了重大贡献。

唐代孙思邈著《备急千金要方》发展了腧穴的配伍,收集了大量的经外奇穴,以及便于实践的三里保健灸等,扩大了腧穴防治疾病的范围。

宋代王惟一奉诏对针灸腧穴重新厘定,订正讹谬,从而撰著《铜人腧穴针灸图经》,详载穴位的名称、部位、主治、刺灸等内容,并在个别重要穴位下收载了历代名医针灸治验案例,还绘有十二幅十二经经穴图谱,由当时官府刊行。后来,王惟一铸成两具腧穴铜人模型作为教具,为学习针灸提供了方便,给后世针灸教学树立了典范。

元代滑伯仁著《十四经发挥》始将任、督二脉与十二经脉合称为十四经,并又承《圣济总录》、《金兰循经》的先例,把全身经穴按《灵枢 · 经脉》循行顺序排列,称"十四经穴"。

至明代杨继洲撰《针灸大成》,汇集了明代以前针灸医籍中之精华,是一部总结性的针灸著作。该书对腧穴主治各证,分门别类加以论述,颇为详尽,又列举了辨证选穴的范例,充实了针灸辨证论治内容,并附有针灸医案,为后人所借鉴。清代针灸不如明代昌盛,在医界重药轻针的情况下,李学川提出针灸与方脉可以左右逢源,因此撰《针灸逢源》,他将历代针灸医籍中所载十四经经穴数目收集了 361 个,一直沿用至今。

随着新中国医学事业的发展,针灸学也受到了应有的重视。针灸工作者对腧穴的作用以及一些规律性联系等各个方面都进行了大量的临床和实验研究，并取得了初步成果，同时，又陆续发现了一些新的有效腧穴，使腧穴学得到不断的充实和提高。此外，还对穴名的拼音以及经穴的数目和排列顺序等的统一，做了大量的工作。这一切对腧穴学的发展、认识的深化和理论的充实，都有着重要的意义。

腧穴与脏腑经络的关系

腧穴的"腧"与"输"义通，即有输注的含义，像水流的转输灌注；"穴"含有"孔"、"隙"的意思。腧穴在《内经》中又称作"节"、"会"、"气穴"、"气府"、"骨空"等。《甲乙》称"孔穴"，《太平圣惠方》称"穴道"，还有称作"穴位"者。

"腧"、"输"、"俞"三字相通，但应用时各有所指。所谓"腧穴"是指穴位的统称；"输穴"是指井、荥、输、经、合五输穴的第三个穴位；"俞穴"是指脏腑之气输注于背部的穴位，即五脏俞和六腑俞的背俞穴。

《素问·气府论》解释腧穴是"脉气所发"。《灵枢·九针十二原》说，"节之交，三百六十五会……所言节者，神气之所游行出入也，非皮肉筋骨也"。《灵枢·小针解》做解释，"节之交，三百六十五会者，络脉之渗灌诸节者也"。上述经文，足以说明经络与腧穴的密切关系。

经络和腧穴又归属于脏腑，就是说腧穴各归属于某一条经，而每一条经又各隶属于某一脏腑。《素问·调经论》说"五脏之道，皆出于经隧"，《灵枢·海论》说"夫十二经脉者，内属于脏腑，外络于肢节"，明确指出脏腑—经络—腧穴之间的关系。

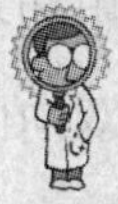

养生提示

《千金方》更进一步指出："凡孔穴者，是经络所行往来处，引气远入抽病也。"说明如果在体表的穴位上施以针或灸，就能够治疗所属脏腑的某些疾病，同样脏腑的某些病证又能在相应的腧穴上有所反应，这些主要是通过经络来完成的。

腧穴的主治作用与主治规律

腧穴的主要生理功能是输注脏腑经络气血,沟通体表与体内脏腑的联系。在临床上,医生利用腧穴的功能特点,可以对疾病进行诊断和治疗。

腧穴的主治作用分类

1. **近治作用** 近治作用是一切腧穴主治作用所具有的共同特点。“腧穴所在,主治所在”,体现的是腧穴对局部治疗的作用,所有腧穴均能治疗该穴所在部位及邻近组织、器官的局部病症:如眼区的睛明、承泣、四白各穴均能治疗眼病;耳区的听宫、听会、耳门诸穴,皆能治疗耳病;胃部的中脘、建里、梁门诸穴皆能治疗胃病等。

2. **远治作用** 远治作用是十四经腧穴主治作用的基本规律。在十四经穴中,尤其是十二经脉在四肢肘膝关节以下的腧穴,不仅能治疗局部病症,还可以治疗本经循行所及的远隔部位的组织器官脏腑的病症,有的甚至可影响全身的功能,如合谷不仅可治上肢病,还可以治颈部及头面部疾病,同时还可治疗外感发热病;足三里不但治疗下肢病,而且对调整消化系统功能,甚至人体防卫、免疫反应等方面都具有一定的作用。

3. **特殊作用** 特殊作用指某些腧穴所具有的双重性良性调整作用和相对特异性。在临床运用中发现针刺某些腧穴,对机体的不同状态可起着双向的良性调整作用,体现的是腧穴的特殊作用,如天枢可治泻泄,又可治便秘;内关在心动过速时可减慢心率,心动过缓时,又可提高心率。

总之,十四经穴的主治作用,归纳起来大体是:本经腧穴可治本经病,表里经腧穴能互相治疗表里两经病,邻近经穴能配合治疗局部病。各经主治既有其特殊性,又有其共同性。

腧穴主治规律

每个腧穴都有较广泛的主治范围，这与其所属经络和所在部位的不同有直接关系。无论腧穴的近治作用还是远治作用，都是以经络学说为依据的。腧穴的主治规律，一般有以下几种表现。

1. 腧穴所在，主治所能　腧穴都能治疗所在部位及邻近器官的病症，这是腧穴的近部主治作用，例如，鼻区的迎香、口禾髎以及邻近的上星、通天等均能治疗鼻病；分布在耳区的穴位多能治疗耳病；分布在肩部的穴位多能治疗肩部病症；分布在躯干部的穴位，由于邻近脏腑，就能治疗相应部位内脏的病症。

2. 经脉所过，主治所及　腧穴能主治所属经脉循行部位及其深部组织、器官的病症，这是腧穴的远部主治作用。在十二经脉四肢肘膝以下的腧穴中，腧穴的远治作用尤为显著，例如，列缺不仅能治疗上肢病症，还能治疗头顶部、胸、肺、咽喉以及外感病症等；阳陵泉不仅能治疗下肢病变，还能治疗胁肋、肝、胆、神志病以及痉挛、抽搐等。十二经脉中，手三阴经都联系胸部，分别主治胸部心、肺的病症；手三阳经都联系头身部，分别主治头面、头侧及头项部的病症；足三阳经联系头身部，分别主治头身的前、侧、后部的病症；足三阴经都联系腹部，分别主治腹部内脏的病症。

3. 特定腧穴，特定主治　特定穴不仅具有一般腧穴的主治特性，还有独特的主治作用，如背俞穴、原穴主治五脏病症；募穴、下合穴主治六腑病症；郄穴主治急性、痛性病症；八会穴主治慢性、虚弱性病症等。

4. 同一腧穴，双向主治　腧穴治病具有良性的双向调节作用。机体在不同状态下，同一腧穴会表现出两种相反的治疗作用，如足三里、天枢，在腹泻时起止泻作用，当便秘时又起通便作用；内关可使心动过缓者心率加快，而使心动过速者心率减慢；合谷在解表时可以发汗，在固表时又能止汗等。

5. 主治相同，疗效有别　某些腧穴在主治病症上相同，但其临床疗效并不等同，例如，二间、三间、合谷、阳溪均可治疗牙痛，但以合谷疗效最好；艾灸隐白、太白、三阴交、少商、至阴均有转胎作用，但以至阴疗效最好。

总而言之，头面躯干穴，以分部主治为主；四肢部穴，以分经主治为主；邻近经穴，治疗作用多相近；本经腧穴主治本经病；表里经腧穴配合治疗表里两经病；经脉所过，主治所及；腧穴所在，主治所能。

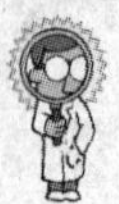

养生提示

在疾病发生时，相应的腧穴往往可以出现压痛、酸楚、麻木、结节、变色、肿胀、丘疹、脱屑、凹陷等各种反应。腧穴上所出现的不同病理反应是疾病过程中脏腑经络气血失调的结果，因此，利用腧穴的病理反应特点可以帮助诊断疾病，而现在常用的方法有：①扪穴诊断法，同时压迫双侧足三里，左穴敏感者属胃病，右穴敏感者属十二指肠病；②望穴诊断法，望舌下静脉（金津、玉液）对诊断体内瘀血有意义；③耳穴望诊法，察看耳部皮肤的变色、变形、变性等；④仪器测定法，多利用穴位的导电特性诊断疾病。

腧穴的定位方法

腧穴定位又称取穴，定位正确与否直接影响治疗效果，历代医家都很重视。腧穴定位有一定的方法，常用的取穴法有体表解剖标志定位法、骨度折量定位法、指寸定位法等。临床应用时，各种取穴方法可以结合起来，并结合不同个体不同体位、姿势和不同穴位的局部感应来定穴。而治疗效果与取穴位置是否正确有着密切的关系。为了取准穴位，必须掌握定位方法。

1. **骨度分寸定位法**　是指以骨节为标志，将两骨节之间的长度折量为一定的分寸，用以确定腧穴位置的方法，不论男女、老少、胖瘦、高矮，都可以按一定的骨度分寸在其自身测量。

2. **手指同身寸定位法**　临床实际使用时发现使用骨度分寸有时也有不便之处，它需不断地进行折量，而经过反复的比照与探索，发现人的手指与身体其他部分有一定的比例，因而形成了手指比量定位法，又称指寸定位法，而临床上医者多以自己的手指比量,但都要参照患者身材的高矮情况适当增减比例。常见的手指比量法有三种。

(1)拇指同身寸:是以患者拇指的指间关节的宽度为一寸来定穴。

(2)中指同身寸:是以患者的中指中节屈曲时内侧两端横纹头之间作为一寸来定穴。

(3)横指同身寸:又叫"一夫法",是让患者将示指、中指、无名指、小指并拢,以中指中节近端横纹处为准,四指横量作为三寸来定穴。

3. **体表解剖标志定位法**　是以人体解剖学的各种体表标志为依据来确定腧穴位置的方法,也称自然标志定位法,而根据解剖标志的不同,又有固定标志法与活动标志法。

(1)固定的标志:固定的标志是指各部位由骨节、肌肉所形成的突起、凹陷及五官轮廓、发际、指(趾)甲、乳头、肚脐等,是在自然姿势下外表可见的标志,可以借助这些外表的标志确定腧穴的位置,如以内踝尖为标志,在其上三寸,胫骨内侧缘后方取三阴交;脐中为神阙,其旁开二寸取天枢等。

(2)活动的标志:活动的标志是指各部的关节、肌肉、肌腱、皮肤随着人体的活动而出现的空隙、凹陷、皱纹、尖端等,是在活动的姿势下才会出现的外表标志,据此可确定腧穴的位置,如在耳屏与下颌关节之间,微张口呈凹陷处取听宫。

4. **简便取穴法**　此法是在长期的临床实践中对有些腧穴总结出来的简便快捷的取穴方法,例如两手虎口交叉,一手示指压在另一手腕后高骨的上方,其示指端到达之处取列缺;立正姿势,两手臂自然下垂,中指端在下肢所触及之处为风市;两耳尖直上取百会。

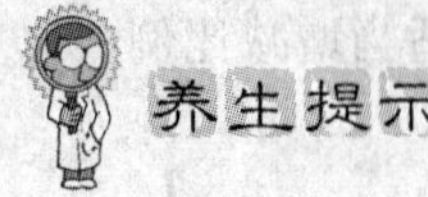

《灵枢·形气脏腑病形篇》曰:“中气穴则针游于巷,中肉节则皮肤痛。”说明穴位与非穴位区针刺效果是大不一样的,取穴准确与否,将直接影响得气的效果,而得气又是取得疗效的关键,因此,临床上要取得较好的疗效,则必须取穴准确。当我们要对一个腧穴定位时,首先应该用骨度法、指量法或其他方法先粗定,然后用手指在此部位附近循、摸、按、压,寻找筋骨关节所形成的凹陷或动脉附近,找出所定腧穴附近的酸麻胀痛最明显或指压病情缓解的部位,这样才算真正找到了穴位。

常用腧穴

经穴是十二经脉和任脉、督脉上的穴位总称,又称十四经穴或十四经腧穴,在腧穴学中是主体,多指经络气血输注于体表十四经脉循行线上的针灸、按摩刺激点。十四经穴的数目是单穴 52 个、双穴 309 个,共 361 个。全身每个经穴都具有三个方面的主治功能,即局部治疗功能、邻近治疗功能、远端和全身治疗功能。

十四经穴中有一些常用的保健穴位,它们不仅具有医疗作用还具备保健作用,例如,合谷除可以治疗头痛、手腕肿痛、全身发热外,还可以疏筋活血;百会可治头痛、头晕,还可以加快血液循环,促进新陈代谢,防止头发脱落等。现将全身常用的 50 个保健穴位的作用、位置、适应证分别介绍如下。

中府

位置:位于前胸外上方,于第 1 肋间隙,距前胸正中线 6 寸。

作用:咳嗽气喘,肩背痛,胸中烦闷,腹胀呃逆。

手法:点、揉、按、摩。

尺泽

位置:位于肘横纹中,肱二头肌腱桡侧凹陷处。

作用:胸部胀满,咽喉肿痛,肘臂挛痛。

手法:推、按、揉。

手三里

位置:在阳溪(腕背横纹桡侧端,拇短伸肌腱与拇长伸肌腱之间的凹陷处)与曲池(屈肘成直角,当时横纹外端与肱骨外上髁连线的中点)连线上,曲池下2寸。

作用:手臂麻疼,腹胀,屈伸不利。

手法:按、揉、拨。

迎香

位置:位于鼻翼外缘中点旁0.5寸,鼻唇沟中。

作用:鼻炎,鼻塞,口眼歪斜。

手法:掐、点、揉。

下关

位置:在面部耳前方,颧弓下缘与下颌切迹所形成的凹陷中,合口有孔,开口即闭。

作用:口感齿痛,耳聋,牙关开合不利。

手法:拨、点。

头维

位置:在头侧部,额角发际上0.5寸。

作用:头痛目眩,视物不清,眼痛。

手法:揉、点。

髀关

位置:在大腿前面,髂前上棘与髌底外侧端的连线上,屈股时,平会阴,居缝匠肌外侧凹陷处。

作用:舒筋活络,强壮腰膝。

手法:点、压、揉、摩、拨。

足三里

位置:在小腿外侧,距胫骨前缘一横指,犊鼻穴下 3 寸。

作用:腹胀呕吐,胃痛,消化不良。

手法:揉、点、拨。

三阴交

位置:在内踝尖上 3 寸。

作用:脾胃虚弱,月经不调,消化不良,失眠,神经性皮炎。

手法:点、掐、揉、擦。

神门

位置:在尺侧腕屈肌腱的桡侧缘,腕掌横纹尺侧端。

作用:骨蒸盗汗,心悸失眠。

手法:点、揉。

睛明

位置:在目内眦角稍上方凹陷处。

作用:近视色盲,目赤肿痛。

手法:按、揉、推、捏。

攒竹

位置:在人体的眉头陷中,眶上切迹处。

作用:目视不明。

手法：点、按、揉、推、捏。

大杼

位置：位于背部第1胸椎棘突下旁开1.5寸。

作用：发热咳嗽，头痛鼻塞，背项强痛。

手法：按、揉、点。

肺俞

位置：在背部第3胸椎棘突下旁开1.5寸。

作用：胸满，咳嗽气喘，盗汗。

手法：按、揉、弹拨、推。

心俞

位置：在背部第5胸椎棘突下旁开1.5寸。

作用：惊悸心烦，心悸健忘，心痛。

手法：按、点、揉、推。

督俞

位置：在背部第6胸椎棘突下旁开1.5寸。

作用：肠鸣逆气，腹满胀痛。

手法：揉、按、点、弹拨、推。

隔俞

位置：在背部第7胸椎棘突下旁开1.5寸。

作用：呃逆呕吐，胃脘胀痛。

手法：按、揉、压、推。

肝俞

位置：在背部第9胸椎棘突下旁开1.5寸。

作用：目疾，唾血疼痛，胁痛满闷，多梦失眠。

手法：揉、点、按、推。

胆俞

位置：在背部第 10 胸椎棘突下旁开 1.5 寸。

作用：饮食不下，口苦，咽痛咽干。

手法：按、拨、点、推。

脾俞

位置：在背部第 11 胸椎棘突下旁开 1.5 寸。

作用：呕吐，胃脘胀痛。

手法：点、按、揉、推。

肾俞

位置：在腰部第 2 腰椎棘突下旁开 1.5 寸。

作用：咳喘气少，月经不调，腰膝冷痛，耳鸣眼花。

手法：揉、按、推、搓。

承扶

位置：位于大腿后面臀横纹的中点。

作用：腰、股、臀、骶部疼痛，大便难。

手法：点、揉、按。

殷门

位置：在大腿后面承扶与委中连线上，承扶下 6 寸。

作用：大腿疼痛，腰脊强痛。

手法：点、按、揉。

委中

位置：在腘横纹中点。

作用：筋挛急，中风昏迷，下肢痿痹。

手法：按、揉、推、拿。

秩边

位置：在第 4 骶椎棘突下旁开 3 寸。

作用：腰骶痛，大小便不利。

手法：按、点、推。

承山

位置：在小腿后面正中，当伸直小腿或足跟上提时，腓肠肌肌腹下出现的尖角凹陷处即是。

作用：便秘，疝气，腰背疼痛，痔疾。

手法：点、按、压、揉、叩击。

昆仑

位置：在足部外踝的后方。

作用：脚跟痛，腰痛。

手法：揉、按、点、弹拨。

涌泉

位置：在足底部卷足时足前部凹陷处。

作用：头晕眼花，转筋，咽喉痛，足心热。

手法：推、按、揉、擦。

四满

位置：位于脐中下 2 寸，腹正中线旁开 0.5 寸。

作用：阳痿，月经不调，腰脊痛。

手法：点、拿。

大陵

位置：在腕掌横纹的中点处。

作用:腕关节疼痛,胃痛。

手法:按、揉、弹拨。

劳宫

位置:位于手掌的第2、第3掌骨之间偏于第3掌骨,掌心横纹中。

作用:口臭,中风昏迷,心痛。

手法:按、揉、拿。

外关

位置:尺骨与桡骨之间,腕背横纹上2寸。

作用:手臂屈伸不利,五官疾病,手颤。

手法:按、揉。

颅息

位置:沿耳轮连线上,中1/3的交点处。

作用:头痛耳疾。

手法:点、揉。

风池

位置:位于枕骨之下,斜方肌上端与胸锁乳突肌之间凹陷中。

作用:颈项强痛,头痛眩晕,感冒中风。

手法:拿、按、揉。

肩井

位置;在大椎与肩峰端连线的中点上。

作用:肩背疼痛,手臂不举,诸虚百损。

手法:拿、按、揉、滚。

环跳

位置:侧卧屈股,股骨大转子高点与骶管裂孔连线的外1/3与内2/3交点处。

作用:腰腿疼痛,半身不遂,瘫痪,闪腰。

手法;点、按。

长强

位置:在尾骨端与肛门连线的中点处。

作用:腰背疼痛,便秘,便血,癫狂。

手法:点、揉。

腰俞

位置:在骶部后正中线上,骶管裂孔处。

作用:月经不调,下肢痿痹,腹泻。

手法:点、揉、擦。

命门

位置:在第 2 腰椎棘突凹陷中。

作用:五劳七伤,腰痛虚损,头晕耳鸣。

手法:点、揉、擦。

大椎

位置:在第 7 颈椎棘突下凹陷处。

作用:角弓反张,肩背疼痛,中暑,呕吐。

手法:点、揉、摩、搓。

百会

位置:在前发际正中直上 5 寸,两耳尖连线与头正中线交点处。

作用:眩晕,头痛,健忘,耳鸣鼻塞。

手法:点、揉、切。

中极

位置：在脐下 4 寸，腹正中线上。

作用：阳痿早泄，月经不调，水肿。

手法：点、揉、颤。

关元

位置：在脐中下 3 寸。

作用：少腹疼痛，消渴，虚劳冷惫，阳痿。

手法：点、揉、颤。

气海

位置：在脐中下 1.5 寸。

作用：水谷不化，绕脐腹痛，大便不通。

手法：点、揉、颤。

神阙

位置：在脐中央。

作用：四肢厥冷，中风虚脱，小便不禁。

手法：揉、摩、擦。

华盖

位置：位于胸部前正中线上，平第 1 肋间隙。

作用：胸胁痛，咳嗽气喘，咽肿。

手法：点、揉、推。

天突

位置：在胸骨上窝中央。

作用：梅核气，咽喉肿痛，咳嗽哮喘。

手法：点、揉、推。

印堂

位置：位于两眉头连线之中点。

作用：三叉神经痛，头晕头痛。

手法：点、揉、推。

鱼腰

位置：眉毛中点直对瞳孔处。

作用：眼睑下垂，口眼歪斜，目赤肿痛。

手法：点、揉。

太阳

位置：在颞部，眉梢与目外肌之中点，外开 1 寸凹陷处。

作用：目赤，偏头痛，牙痛。

手法：点、按、揉。

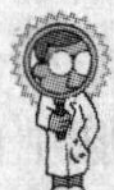

养生提示

穴位是人类及动物共有的电位最高的皮下电场区，是神经主干和神经末梢经过的地方，是人类和动物身体中电势能最高的地方，这部分破坏或者坏死，以及外力破坏及阻碍，都会引起麻、胀、痒、痛、酸等症状，甚至会产生组织、器官、循环和心脑不适，还可能导致残疾、衰竭、窒息及死亡等。穴道是活体中重要的电场，也是与大脑密切联系的场所。

特定穴

十四经穴中,有一部分腧穴被称之为"特定穴",它们除具有经穴的共同主治特点外,还有其特殊的性能和治疗作用。特定穴是针灸临床最常用的经穴,掌握特定穴的有关知识,对针灸临床选穴具有重要的指导意义。

古代医家根据穴位在位置和治疗作用上的不同特点,于分经之外又划分不同类别,在四肢部有五输(井、荥、输、经、合)、原、络、郄穴;在头身部有脏腑俞、募以及交会穴等。这些有特定称号的穴位,被人称之为特定穴,或称类穴。特定穴的分类和特点如下:

五输穴

十二经脉中的每一经脉分布在肘、膝关节以下的五个特定腧穴,即"井、荥、输、经、合"穴,称"五输穴",简称"五输"。古人把十二经脉气血在经脉中的运行比作自然界之水流,认为其具有由小到大、由浅入深的特点,并将"井、荥、输、经、合"五个名称分别冠之于五个特定穴,即组成了五输穴。

五输穴从四肢末端向肘膝方向依次排列。"井",意为谷井,喻山谷之泉,是水之源头,分布在指或趾末端,其经气初出;"荥",意为小水,喻刚出的泉水微流,分布于掌指或跖趾关节之前,为经气开始流动;"输",有输注之意,喻水流由小到大,由浅渐深,分布于掌指或跖趾关节之后,其经气渐盛;"经",意为水流宽大通畅,多位于腕、踝关节以上之前臂、胫部,其经气盛大流行;"合",有汇合之意,喻江河之水汇合入海,位于肘膝关节附近,其经气充盛且入合于脏腑。

《灵枢·九针十二原》指出:"所出为井,所溜为荥,所注为输,所行为经,所入为合。"这即是对五输穴经气流注特点的概括。五输穴与五行相配,故又有"五行输"之称。

原穴、络穴

十二脏腑原气输注、经过和留止于十二经脉的部位，称为原穴，又称“十二原”。“原”含本原、原气之意，是人体生命活动的原动力，为十二经之根本。

十二原穴多分布于腕踝关节附近。阴经之原穴与五输穴中的输穴同穴名，同部位，实为一穴，即所谓“阴经以输为原”、“阴经之输并于原”。阳经之原穴位于五输穴中的输穴之后，即另置一原。

十五络脉从经脉分出处各有一腧穴，称之为络穴，又称“十五络穴”。“络”，有联络、散布之意。十二经脉各有一络脉分出，故各有一络穴。十二经脉的络穴位于四肢肘膝关节以下；任脉络穴鸠尾位于上腹部；督脉络穴长强位于尾骶部；脾之大络大包穴位于胸胁部。

郄穴

十二经脉和奇经八脉中的阴跷、阳跷、阴维、阳维脉之经气深聚的部位，称为“郄穴”。“郄”有空隙之意。郄穴共有16个，除胃经的梁丘之外，都分布于四肢肘膝关节以下。

背俞穴、募穴

脏腑之气输注于背腰部的腧穴，称为“背俞穴”，又称为“俞穴”。“俞”，有转输、输注之意。六脏六腑各有1个背俞穴，共12个。俞穴均位于背腰部足太阳膀胱经第一侧线上，大体依脏腑位置的高低而上下排列，并分别冠以脏腑之名。

脏腑之气汇聚于胸腹部的腧穴，称为“募穴”，又称为“腹募穴”。“募”，有聚集、汇合之意。六脏六腑各有一募穴，共12个。募穴均位于胸腹部有关经脉上，其位置与其相关脏腑所处部位相近。

下合穴

六脏之气下合于足三阳经的腧穴，称为“下合穴”，又称“六腑下合穴”。下合穴共有6个，其中胃、胆、膀胱的下合穴位于本经，大肠、小肠的下合穴同位于胃经，三焦的下合穴位于膀胱经。

八会穴

指脏、腑、气、血、筋、脉、骨、髓等精气聚会的八个腧穴,称为八会穴。八会穴分散在躯干部和四肢部,其中脏、腑、气、血、骨之会穴位于躯干部;筋、脉、髓之会穴位于四肢部。

八脉交会穴

十二经脉与奇经八脉相通的八个腧穴,称为“八脉交会穴”,又称“交经八穴”。八脉交会穴均位于腕踝部的上下。

交会穴

两经或数经相交会的腧穴,称为“交会穴”。交会穴多分布于头面、躯干部。

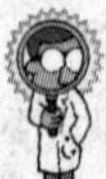

养生提示

日常养生对人类十分重要,古语有云:三分医,七分养,十分防。而在很多现代人的意识里,养生似乎只是老年人的事。但实则不然,养生之路是漫长的,越早踏上这条路,得到的健康就越多。

第三章 常用手法，丰富多彩的针灸疗法

针灸，即运用针刺和艾灸的方法，对人体经络进行刺激，以达到调整人体经络脏腑气血功能，恢复人体阴阳平衡的目的，日常可以用来养生保健、预防疾病。针灸的方法有很多，本章将介绍针灸的常用方法，将深奥的针灸疗法运用通俗语言进行解释、归纳、总结，让没有中医基础的你也能理解针灸疗法的奥妙。

毫针刺法

毫针疗法是刺疗法的主体，是我国传统针刺医术中最常用、最主要的一种疗法。毫针疗法是以毫针为针刺工具，通过在人体十四经上的腧穴施行一定的操作方法，调节气血，调整脏腑、经络功能而治疗相关疾病的方法。

毫针的针法

毫针几乎适宜于各种急症的救治。毫针的针法主要有以下几种。

1. **气至法** 进针后，将针尖指向病所，缓缓送至一定深度，向四方探寻提插，频率宜快，幅度稍大，多可得气；再以震颤抖动之法小幅度捻转提插，促使针感向病所放射；与此同时，关闭与病所相反端经线，即以拇指压迫该经所循之肌肤，使针感不往反方向传导。须注意针感不能过弱或过强，以中等强度并出现困、酸或麻的得气感最易引发“气至病所”。如上法不理想，可参照试用前所述之“气至病所”手法。

2. **补泻法** 待针感到达或传导病所之后，可以结合患者的病证情况，继续采用补泻手法。基本手法是：左手作押手，起固定针体使其保持在一定范围内，以右拇指指腹把针柄压于右手示、中指指腹上，中、示指相并而尽量保持不动，拇指指腹将针柄来回搓动进退（搓动，亦即捻转过程；进退，实际上是提插过程），从而形成一种捻转与提插相互结合的运动。施行此手法时，以腕部带动为主，肘部尽量不动。捻转频率宜快，约每分钟 100 ~ 120 次，提插幅度宜小，保持在1 ~ 3 毫米。只要针尖始终指向病所，以此法一般可保持循行针感。

3. **留针法** 急证邪重势急，要求延长留针时间，持续运针。每次须持续运针 2 ~ 3 分钟。如果病证较急，还可延长。晕厥、休克等患者，更须持续至脉回神清。留针 20 分钟至 1 小时不等，甚至可更长。留针期间须间隔运针。运针的操作运用同补泻法。

针刺注意事项

毫针法适应范围较为广泛，几乎适宜于各种急症的救治。正确掌握毫针刺法的操作技术，有利于预防及治疗许多种病证，但是在治疗中，需要注意以下几点：

（1）不应对患者立即进行毫针针刺，而应该先让患者休息5~10分钟后再予治疗。对于精神过度紧张、饥饿和疲劳的患者，要首先消除上述因素再接受治疗。对于体弱多病者应选择卧位针刺，且手法宜轻，取穴宜少。

（2）如果女性怀孕则不应该进行针刺美容。如果患者要求治疗，切不可在腰腹部腧穴针刺，四肢部位的三阴交、至阴、昆仑、合谷等穴应禁刺，以防流产。

（3）在治疗过程中，应随时观察患者对针刺的反应，若见患者出现面色苍白、出汗、胸闷等晕针情况，应立即出针，并采取相应处理措施，使患者头部放低平卧，休息片刻或饮适量温糖水或开水，通常情况下可很快恢复正常。

（4）针刺躯干部腧穴时，必须熟知相应脏器的解剖位置，避开脏器进针，并严格掌握针刺的角度、深度，避免内脏损伤和造成创伤性气胸。针刺颈部、眼区和脊椎部腧穴时，也应掌握一定的角度，不宜大幅度施以针刺手法，尽量不留针或少留针，避免组织器官受伤。

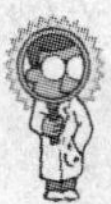

养生提示

毫针疗法在针具的选择上，应根据患者的年龄、性别、体质、病情、所取腧穴等方面，选取长短、粗细适宜的针具。如患者是体壮、形肥的男性，那么在选取毫针时可选稍长、稍粗的；反之针对体弱、形瘦的女性，则应选用较短、较细的针具。

艾炷直接灸

直接灸,又称着肤灸、明灸,它是一种把艾炷直接置于皮肤上而施灸的方法。古代时又有“着肉灸”之称,在《千金要方》中有记载:“炷令平正着肉,火势乃至病所也。”又见《外科精要》有云,“灸高竹真背疽病案,先施隔蒜灸无效”、“乃着肉灸良久”。施灸时可在皮肤上涂点红花油或香油等,以防其倾倒。着肤灸因其灸后有无烧伤化脓的不同及对皮肤刺激程度的不同,又分为化脓灸和非化脓灸两种。

化脓灸又称瘢痕灸,是用枣核大或黄豆大的艾炷直接放在穴位上施灸,灸至皮肤有水泡产生,并致局部产生无菌性化脓现象、结痂,脱落后留永久瘢痕。此灸法能增强机体的抵抗力,改善体质,从而起到保健和治疗作用。在唐宋时期该法非常盛行,如《针灸资生经》中有这样的记载:“凡着艾得灸疱,所患即瘥,若不发,其病不愈。”这就说明这种灸法在古代无论是用于保健还是治病,一般都要求要达到化脓的程度,即所谓“灸疮”,当时施灸认为取得疗效的关键就在于能否形成灸疮。

操作方法

1. **选择穴位和体位** 对这一点,自古以来,施术者都非常重视,如《千金方》曰:“凡点灸法,皆须平直,四肢无使倾倒,灸时孔穴不正,无益于事,徒破皮肉耳。若坐点则坐灸之,卧点而卧灸之……”

2. **艾炷的点火和安放** 先在施灸的穴位处涂以少量的香油、红花油或蒜汁,以增强刺激和粘附作用。艾炷安放好以后,用线香点燃,慢慢等待艾炷全部烧尽并熄灭后,除去艾灰,另按所需壮数,重新点燃艾炷。每灸完一壮,以纱布蘸冷开水抹净所灸穴位,复按前法再灸,一般可灸 7~9 壮。因为这种灸的方法患者会有较痛的感觉,所以在灼烧皮肤的时候,可以在施灸穴位周围用手指轻轻拍打,以减轻患者的痛感。

3. 敷贴药膏　灸治完毕后，应擦拭干净穴位局部，然后将玉红膏敷贴在施灸穴位上，每次换帖间隔1～2日。数日后，灸穴将逐渐出现无菌性化脓反应，脓液若是较多的话，则应该经常更换膏药，一般经过30～40日的时间，灸疮可结痂脱落愈合，局部留有疤痕。在灸疮化脓时，局部应避免污染，注意清洁，以免并发其他炎症。同时，患者需要多注意饮食，多吃一些营养丰富的食物，以促使灸疮的正常透发，也有利于提高治疗效果。

需要注意的是，艾炷直接灸不适用于那些身体孱弱、有皮肤病和糖尿病的患者，如果需施灸于面部穴位，也不适用于这种灸法，以免留下疤痕。

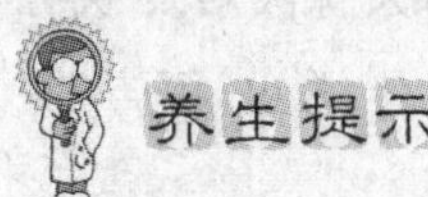

施灸时艾炷的大小、多少，应综合考虑，通常要考虑到患者年龄的大小、患病性质、病情轻重和施灸部位等方面：如体质强壮的初病者，艾炷宜大，壮数宜多；体质虚弱的久病者，艾炷宜小，壮数宜少；胸部、头面部不宜大炷多壮；腰背、腹部则艾炷宜大，壮数宜多；皮薄骨多的四肢末端，不可多灸；四肢和肩背皮厚肉多的地方，多灸无妨；壮男可多，妇孺宜少等。

艾炷间接灸

艾炷间接灸又称隔物灸或间隔灸，是指在艾炷下垫一衬隔物放在穴位上施灸的方法。艾炷间接灸因为所用来衬隔的药物不同，所有方法也较为多样，灸法的活力较为温和，多具有垫隔药物和艾灸的双重作用，患者也比较容易接受。间接灸的方法比直接灸法更为常用，适用于疮疡和慢性疾病等。

日常中最常见的间接灸有隔姜灸、隔蒜灸和隔盐灸三种。

1. 隔姜灸　取新鲜生姜切成薄片，厚度约为0.5厘米厚，用针在生姜片中间穿数孔,置上艾炷,放在穴位处施灸。如果患者感觉灼痛,可稍微上提一下姜片,使之与皮肤有片刻脱离,然后放下再行灸治,如此方法反复数次;或将一些纸片衬在姜片下,放下再灸,直到局部皮肤潮红为止。此法操作简单,方便易行,一般不会引起烫伤,使用比较广泛。生姜性微温、味辛,具有温中、散寒、解表和止呕的作用,故此法多用于治疗虚寒性疾病和外感表证,如风湿痹痛、腹痛、呕吐、咳嗽、泄泻、感冒等。

2. **隔蒜灸** 将独头大蒜切成薄片,厚度约 0.5 厘米,中间用针穿刺几个小孔,放在肿块或穴位上。如果患处没有溃破化脓则放到脓头处即可,用艾炷灸之,每灸 4 ~ 5 壮,换去蒜片,一次每穴可灸 5 ~ 7 壮。因大蒜液对皮肤有刺激性,灸后容易起泡,故应注意防护。大蒜性温、味辛,有健胃、杀虫、解毒的功效,此法多用于治疗腹中积块、未溃疮疖及肺痨等。

3. **隔盐灸** 此法又名神阙灸,仅仅适用于脐部。操作方法为:患者仰卧屈膝,以纯白干燥的食盐,填平脐孔,再放上艾炷和姜片施灸。如患者脐部凸出,可用湿面条围脐周如井口,再填盐于脐中,如上法施灸。加施姜片的目的是隔开艾炷和食盐的火源,以免食盐遇火起爆,导致烫伤。这种方法对吐泻、痢疾、四肢厥冷、虚脱和急性腹痛等证,具有回阳救逆的作用。凡大汗亡阳、肢冷脉伏之脱证,可用大艾炷连续施灸,不计壮数,直至汗止脉起,体温回升,症状改善。

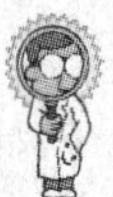

养生提示

另有隔附子(饼)灸,也属间接灸的一种。现代隔附子(饼)灸对不少急难之症有一定效果。隔附子(饼)灸:将附子切细研末,以黄酒调和作饼,直径约 2 厘米、厚约 0.5 厘米。以附子饼或附子片作间隔,置上艾炷灸之。由于附子火热辛温,有补阳温肾的作用,故用来治疗各种阳虚证,如早泄、阳痿以及外科疮疡窦道盲管,久不收口,或既不消散又不化脓的阴虚证。可根据病情选取适当部位灸治,饼干更换,直至皮肤出现红晕为度。近人有以附子,或其他一些芳香、温热药物制成药饼作间隔灸。灸时在药饼下衬垫纱布,以防烫伤,药饼灸后可重复再用。

艾条灸

艾条灸，是将艾条点燃后置于病变部位或腧穴上进行熏灼的艾灸方法。艾条有两种：一种为无药艾条，将 24 克艾绒平铺在 26 厘米长、20 厘米宽的桑皮纸，或者是坚韧而质地柔软的细棉纸上，卷成 1.5 厘米直径的圆柱形，用封口胶水粘住。另一种为药物艾条，常用的有两种处方，雷火神针处方由穿山甲、干姜、羌活、茵陈、乳香、木香、沉香各 9 克，少许人工麝香组成；太乙神针处方由硫磺 6 克，全蝎、白芷、雄黄、川芎、细辛、皂角、枳壳、杜仲、桂枝、松香、没药、乳香、人工麝香、独活各 3 克组成。艾条灸时取其中一方，将药研细末和匀，以桑皮纸一张铺平，取 24 克艾绒、6 克药末均匀铺在纸上，然后卷紧如爆竹状，用鸡蛋清涂抹封口，再糊上一层桑皮纸，两头分别留空纸 3 厘米，卷紧即成。

艾条灸使用范围不同

按照艾灸范围的不同，还可以大致分为全身艾熏、穴位艾灸和局部艾熏。施灸时皮肤距离艾条 10 ~ 30 毫米，程度为皮肤温热发红。

1. **穴位艾灸**　取一支艾条点燃后，在穴位上方约 10 ~ 30 毫米处灼灸或熏灸，一般每穴灸 10 分钟左右，以皮肤温热发红，而又不致烧伤或灼痛皮肤为宜。艾条灸分温和灸、雀啄灸、回旋灸三种。

(1) 温和灸：此为灸法中最常用的一种。施术者手执点燃艾条，对准需灸的患部或穴位，其距离以患者感到舒适、温热为度。每穴灸 3 ~ 15 分钟，一般距皮肤 1.5 ~ 3 厘米，灸到皮肤出现红晕为止。

(2) 雀啄灸：此法多用于晕厥急救和小儿。手持点燃艾条，对准穴位，如鸟雀啄食状，一起一落断续施灸。一般情况下，皮肤与艾火距 3 厘米左右，可灸 3 ~ 5分钟。

(3) 回旋灸：此法多用于皮肤病和面积较大的肢体麻木，即用点燃的艾条在皮肤上往复盘旋灸。

另外，也可以配合各种艾灸器使用，如温灸架、温灸盒等，主要是为了固定艾条、使用方便。

2. 局部艾熏 可以用3～6根艾条，用胶带捆成一排，距离皮肤10～30毫米，上下来回艾熏，如痛经，用6根艾条，来回熏小腹至肚脐，一周2次，一次30～40分钟，促进小腹的血液循环；如肩周炎，可用3～5根艾条从颈部风池穴到肩峰穴、肩井穴等穴位灸5分钟左右，患者在实施艾熏时，一定要注意室内温度要合适，不要过冷，以免患者受凉感冒；如腹泻、腹部受凉等，可以用几根艾条熏肚脐至小腹的位置，以达到祛寒的目的；如小孩子遗尿，同时伴有面色苍白、舌质淡、舌苔白、手脚冰凉等症状，可以用艾条1～2根熏肚脐及周围，熏5～10分钟即可，然后再到背后熏肾及脊柱，可以补肾、温阳；如有舌质暗紫、舌苔发黑或者口臭，说明脾胃寒气非常重并伴有经络淤阻，可以用3～5根艾条熏小腹到肚脐周围，隔天1次，每次20分钟，坚持1周，口臭就会消失。

3. 全身艾熏

(1)全身艾熏前要喝红枣桂圆生姜羹，以补阴养生。10粒去核桂圆，10粒去核红枣，用3片生姜，加水煮15分钟，倒入粉碎机打成糊状喝下。

(2)将生姜切成薄片，上锅蒸软后备用。

(3)选用艾条，冬天用8～10根，夏季用6～8根艾条，捆成一排，点燃。

(4)将蒸好的姜片贴在后背上。点燃的成排艾条，保持离姜片1.5～3厘米的距离，慢慢地上下移动，通常熏30～40分钟即可。

(5)将姜片贴在肚脐的周围及小腹上，上下移动熏20～30分钟。

(6)在双小腿的内侧、外侧，从膝部至脚踝来回熏30～50下。

家庭常用温和灸注意事项

(1)艾灸要有一个循环渐进的过程，灸量先少后多，程度先轻后重，艾灸火力先小后大。

(2)在胸部、四肢末端、头面皮薄而多筋骨处艾灸，灸量宜小；在肩、腰腹部及两股等肌肉丰满处艾灸，灸量可大一点。

(3)灸量需要根据患者的身体状况来定，体质强壮者，灸量可以大；老人、小孩、体质虚弱或久病者，灸量宜小。

(4)在施术过程中，若患者出现晕灸现象，必须立即停止施灸，让患者头低平卧位，注意保暖，切勿受寒。轻者喝点温开水或休息片刻，重者掐按足三里、内关、人中等处穴位。

(5)患者在饥饿、大汗、劳累或精神紧张时不宜灸，妊娠期女性腹部和腰骶部也不要施灸。

(6)一般情况下，灸处的局部红润不需要处理，针灸过后请不要用力摩擦。若灸处出现小水泡，在不擦破皮的前提下，可用敷料包扎一下，让其自行吸收。水泡较大时，用消毒针头穿破，排出水液包扎即可。化脓灸要包扎好灸的部位，并密切观察局部变化，保持局部干燥清洁，待其自愈。若有感染时，应按外科化脓感染常规处理。

并不是所有的人都适用于施灸，就如上述所讲，大喜、大惊、大怒、大醉及过饱、过劳时不要进行施灸；女性月经期间、孕妇及皮肤过敏者不宜艾灸；有阴虚阳亢、邪热内积以及患热性病的人不宜艾灸，所以最好在医生指导下施灸。如果在施灸中突然出现颜面苍白、心慌出汗、恶心、眼花、头晕等症状也就是晕灸时，应立即停止施灸，开窗通风。若遇温度过高有热烫感，应增加艾灸的距离或及时停止，以免灼伤。

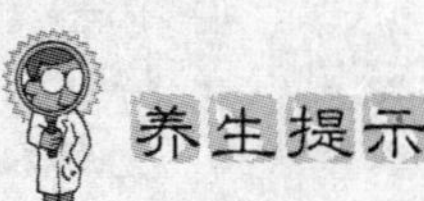

家庭常用温和灸方法：点燃艾条一端后让燃端靠近皮肤穴位，很快温热相应穴位。慢慢上提艾条，在距离皮肤3～4厘米处保持不动。灸时，温热感会使皮肤发红却不灼痛，远端、局部部位还有麻、酸等不同感觉。每个穴位灸5～10分钟，每次选3～5个穴位，过多易疲劳，过少则达不到温热效果。

刺络拔罐法

刺络拔罐法是运用皮肤针叩刺患处，再在局部拔上火罐，以防治疾病的一种方法，具有调和气血、疏通经络、泻热、止痛、急救、消肿、镇静等作用，临床效果非常好。其通过经络疏通，调和营卫，祛除各种致病邪气，使筋脉关节气血畅通，并得以濡养，从而治疗各种疾病，有鼓舞人体正气、调整脏腑经络的作用，也有利于邪气从人体内排出。针刺拔罐疗法是在刺络法和拔罐法结合的基础上发展的，中医上关于刺络法早在《黄帝内经》中即有记载，“浮刺”、“毛刺”等即为刺络法的雏形。

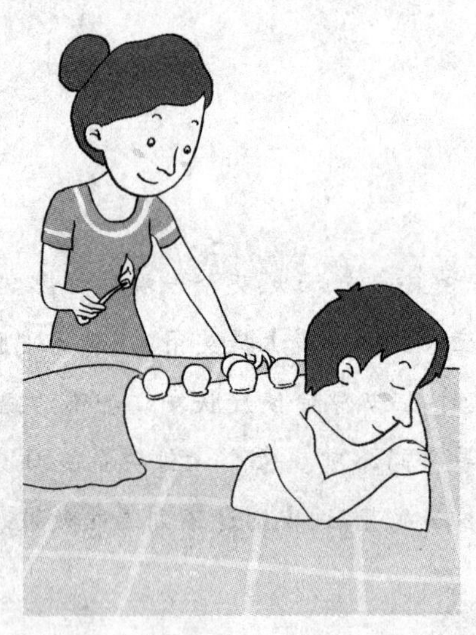

刺络拔罐疗法是应用经络理论，使用三棱针或放血针等针具，在相应腧穴上点刺使之出血以达到泄热驱邪、疏通络脉的目的，对咽喉肿痛、痤疮、颈肩腰背痛、静脉曲张、高热等病证有显著疗效。

分类

1. **局部扣刺拔罐**　在病变局部，叩刺范围为由外围向中心，然后在被扣刺部位拔罐。

2. **穴位叩刺拔罐**　在选定的特定穴位上叩刺后再进行拔罐。

3. **循经叩刺拔罐**　取循行经过病处的经络或脏腑络属与疾病相关的经络为主进行叩刺拔罐。叩刺及拔罐的顺序应同经脉的循行路线相一致。

4. **整体叩刺拔罐**　根据病情需要，合理选择上述 2 ~ 3 种方法结合进行相关治疗。

操作方法

1. **叩刺方法**　皮肤常规消毒，右手握针柄，以小指、无名指将针柄末端固定于小鱼际处，以中指、拇指夹持针柄，示指置于针柄中段上面，叩刺病变部位。叩刺完毕，即在被叩刺部位拔罐，约 5 分钟后起罐。

2. **刺激强度**　叩刺分重刺、中等刺和轻刺法三种，不论重刺、轻刺都应注意运用腕部弹力，使针尖刺到皮肤后，由于反作用力而使针弹起，可减轻叩刺时的疼痛。

(1)轻刺：用力较小，针尖接触皮肤的时间愈短愈好，患者一般不会感到疼痛，皮肤也只会出现潮红。

(2)重刺：用力稍大，针尖接触皮肤的时间可稍长，以患者皮肤潮红，稍觉疼痛，但无渗血为度。

(3)中刺：介于重、轻刺之间。

3. **刺激速度**　速度要均匀，防止用力不均、快慢不一的乱刺。针尖起落要呈垂直方向，即将针垂直地刺下，垂直地提起，如此反复操作；不可将针尖向后拖拉和斜着刺入起针，这样会增加患者的疼痛。

注意事项

(1)注意检查针具，当发现针尖有缺损或钩毛、针锋参差不齐时，要及时更换。

(2)用针刺入局部皮肤及相应穴位均应消毒。使用前用 75% 乙醇将针具浸泡30分钟即可。重刺后，局部皮肤须用乙醇棉球消毒，并应注意保持针刺局部清洁，避免针孔感染，同时应该注意患者在24小时内不要沐浴。

(3)本疗法的疗程，一般视病情轻重和患者体质而定，通常隔天1次，临床多以1~3次为一个疗程。谨记：局部皮肤有创伤及溃疡者，不宜使用刺络拔罐法。

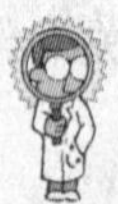

养生提示

刺络拔罐对身体疼痛有非常好的缓解作用，中医上称"通则不痛，痛则不通"，疼痛多因气血淤阻、经络阻滞而致。刺络拔罐疗法能有效地通经活络，去淤行血，临床常用于刺络拔罐法来治疗身体上的各种疼痛。现代医学也认为，刺络拔罐疗法能刺激身体的某一局部神经，调节相应部位肌肉和血管的功能，反射性解除平滑肌和血管的痉挛，止痛效果非常明显。

三棱针法

三棱针法是指用三棱针刺破人体的特定部位或穴位，将少量血液放出，以达到治疗疾病的目的。现代称之为"放血疗法"，古人称之为"刺络"或"刺血络"。古代把三棱针称为"锋针"，因为三棱针一般长6厘米左右，针柄稍粗呈圆柱形，针身呈三棱状，针尖锋利，尖端三面有刃。传统中医非常重视三棱针刺法，如《灵枢·九针十二原》则提出了"菀陈则除之，去血脉也"的治疗方法；《灵枢·九针论》谈到九针中的锋针主要就用于"泻热出血"；《灵枢·官针》中更有"豹纹刺"、"赞刺"、"络刺"等法的记载。由此可见，三棱针刺络放血法是一种常用而又十分重要的针刺法。

操作方法

1. **点刺法**　针刺前，在预定部位或穴位处用左手拇示指向针刺处上下推按，使血液在针刺部位积聚，继之用2%碘酒棉球消毒，再用75%乙醇棉球脱碘，右手持针，针刺时左手中、拇、示指捏紧针刺部位，用拇示两指捏住针柄，中指指腹紧靠针身下端，针尖露出3~5毫米，刺入3~5毫米深，随即将针迅速退出，轻轻挤压针孔周围，使出血少许，然后用消毒干棉球按压针孔。点刺多用于趾、指末端的耳尖、十宣和十二井穴及头面部的太阳、攒竹、上星等穴。

2. **散刺法**　此种手法又称之为豹文刺，是一种点刺病变局部的方法。根据病变部位大小的不同，可刺10~20针或以上，由病变外缘环形向中心点刺，以促使水肿或淤血得以排除，达到通经活络、祛淤生新的目的。散刺多用于治疗局部血肿、淤血或顽癣、水肿等。

3. **刺络法**　先用橡皮管或带了，结扎在针刺部位上端，然后迅速消毒。针刺时左手拇指压在被针刺部位下端，右手持三棱针对准针刺部位的静脉，刺入脉中2~3毫米，立即将针退出，使血液少量流出，出血停后，再用消毒干棉球按压针孔避免感染。当出血时，静脉搏上端也要轻轻按压，以助淤血外出，得泻毒邪。此法多用于委中、曲泽等穴，治疗发热、急性吐泻、中暑等。

4. **挑刺法**　用左手捏起皮肤，使皮肤固定，或按压施术部位两侧，右手持针迅速刺入皮肤1~2毫米，随即将针身倾斜挑破皮肤，使之出少量黏液或少量血液，也有再刺入5毫米左右，将针身倾斜并轻轻挑起针尖，把皮下部分纤维组织挑断，然后出针，敷料覆盖针口。挑刺法常用于治疗颈椎病、支气管哮喘、失眠、胃痛、血管神经性头痛、肩周炎等。

适应范围

三棱针放血疗法具有开窍泻热、消肿止痛、通经活络等作用。其适应范围较为广泛，凡各种疼痛、瘀血、热证、实证等均可应用。较常用于某些急症和慢性病，如中风闭证、咽喉肿痛、痈疖初起、痧证、中暑、高热、扭挫伤、痔疮、顽痹、顽癣、头痛、丹毒、晕厥、指(趾)麻木等。

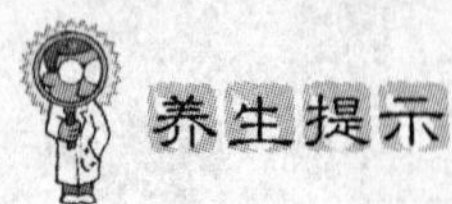

三棱针法点刺时手法宜轻、快、稳、准,不能用力过猛,否则会导致创伤过大、刺入过深,进而损害到其他组织。点刺时一般不宜令出血量过多,千万小心不可伤到动脉。施术前为防止感染,需要对器具进行严格消毒。体质虚弱者、孕妇、女性产后及有出血倾向者应谨慎使用这种方法。

皮肤针法

皮肤针又称"七星针"、"梅花针"。皮肤针法是一种以特制的多支短针组成的皮肤针叩刺人体特定穴位或部位来治疗疾病的疗法。皮肤针是由古代九针中"镵针"演变而来,《黄帝内经》中就有"毛刺"、"扬刺"、"半刺"等刺法的记载,如《灵枢·官针》记载:"半刺者,浅内而疾发针,无针伤内,如拔毛状,以取皮气。""扬刺者,正内一,傍内四而浮之,以治寒气之博大者也。""毛刺者,刺浮痹皮肤也。"另外,《素问·皮部论》中记载:"凡十二经脉者,皮之部也。是故百病之始生也,必先于皮毛。"说明十二皮部与经络、脏腑联系密切,运用皮肤针叩刺皮部可调节、激发脏腑经络功能,达到防治疾病的目的。皮肤针的针头呈小锤形,针柄一般长 15 ~ 19 厘米,一端附有莲蓬状的针盘,不锈钢短针散嵌在针盘下面。

操作方法

1. **持针式** 手握针柄后部,示指压在针柄上。

2. **叩刺法** 将针具及皮肤消毒后,针尖对准叩刺部位,使用手腕之力,将针尖垂直叩打在皮肤上,并立即提起,反复进行。

3. 叩刺的部位　皮肤针叩刺的部位一般分为循经、穴位、局部叩刺3种。

(1)循经叩刺:是指循着经脉进行叩刺的一种方法,常用于项背腰骶部的足太阳膀胱经和督脉。督脉为阳脉之海,能调节一身阳气;五脏六腑之背俞穴皆分布于膀胱经,故其治疗范围广泛;其次是四肢肘膝关节以下部位,因其分布着各经的郄穴、原穴、络穴等,可治疗各相应脏腑经络的疾病。

(2)穴位叩刺:是指一种在穴位上进行叩刺的方法,主要是根据穴位的主治作用,叩刺治疗适当的穴位。临床上常于各种华佗夹脊穴、阿是穴、特定穴等处进行叩刺。

(3)局部叩刺:是指一种在患部进行叩刺的方法。如扭伤后局部的顽癣、淤肿疼痛等,可在局部进行散刺或围刺。

4. 叩刺的强度　根据刺激的部位、患者的病情和体质的不同而决定,一般分轻、中、重3种叩刺强度。

(1)轻刺激:叩刺以较轻腕力进行,以患者无疼痛感,局部皮肤略有潮红为度。适用于虚证患者,头面及肌肉浅薄处可用此法。

(2)中等刺激:介于轻重刺激之间,无渗血现象出现,局部皮肤潮红,患者稍觉疼痛。适用于多数患者和一般疾病,除头面等肌肉浅薄处外,大部分部位都可用此法。

(3)重刺激:叩刺以较重腕力进行,局部皮肤可见隐隐出血,患者有疼痛感觉。适用于实证、体强患者和骶、肩、背、腰部等肌肉丰厚处。

适用范围

治疗时间:隔日或每日1次,10次为1个疗程,疗程间可间隔3~5日。皮肤针的适用范围很广,如视神经萎缩、感冒、近视、咳嗽、痛经、腰痛、便秘、失眠、头痛、斑秃、皮神经炎、慢性胃肠疾病、急性扁桃腺炎等临床病症均可应用。

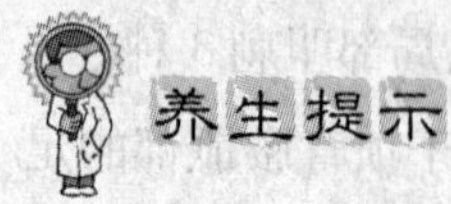

针具要经常检查，注意针尖是否平齐，是否有钩曲，看一下滚刺筒能否灵活转动。但切记，滚刺筒不宜在骨骼突出部位处滚动，以免产生疼痛和出血。叩刺时正直无偏斜，动作要轻捷，以免造成患者疼痛。局部如有损伤或溃疡者不宜使用本法，急腹症和急性传染性疾病也不宜使用采取这种灸法。施术时要严格消毒，以防感染。

耳针疗法

耳针，是一种使用短毫针针刺或其他方法刺激耳穴来诊治疾病的方法。中医自古就有“耳脉”之说，并有很多关于耳与脏腑经络的生理病理关系，以及借耳诊治疾病的方法和理论的阐述。近年来，通过大量的实验研究和临床实践，耳穴诊治方法发展迅速，初步形成了耳穴诊治体系。

耳针选穴原则

常用的耳针法临床处方选穴原则主要有：按部位处方选穴法，即根据患者患病部位，选取相应耳穴，如目病取眼穴、肩痹取肩关节穴、胃病取胃穴等；辨证处方选穴法，根据经络、藏象学说，选取相应耳穴，如耳聋耳鸣、脱发、骨痹等取肾穴等；根据临床实践经验取穴法，如神门穴有较明显的镇静、止痛作用，耳尖穴对血压偏高、外感发热等有较好的降压、退热效果等。上述耳针处方选穴原则，既可配合互用，亦可单独使用。选穴时要掌握耳穴的特性和共性，用穴要精而少。

耳针刺激法

耳针法的刺激方法很多，目前临床常用的有下列几种。

1. **毫针法**　治疗时采用毫针法对耳穴进行刺激。在治疗时，施术者应该中指托着针刺部位的耳背，左手拇示两指固定耳廓，这样既可减轻针刺时的疼痛，又可掌握针刺的深度，用右手持针，在选定的耳穴处或反应点进针。进针的方法有插入法和捻入法两种。耳针疗效的好坏与取穴是否准确有关，为提高疗效，特别是对疼痛一类的急性病，可采用一穴多针法。

2. **电针法**　指一种将脉冲电流刺激与传统的毫针法相结合的方法。其利用脉冲电流刺激不同波形的脉，强化耳穴针刺的刺激作用，从而达到增强疗效的目的。另外，适合耳针治疗的疾病都可采用此方。

3. **埋针法**　指将皮内针埋于耳穴内，通过一种持久而微弱的刺激，以达到治疗目的的方法。其具有持续刺激并巩固疗效等作用，适用于一些慢性病、疼痛性疾病，也可用于巩固某些疾病治疗后的疗效，或因其他原因不能每天接受治疗的患者。

4. **压籽法**　又称压丸法、压豆法，是一种在埋针、毫针治病的基础上产生的简易方法。其指选用光滑而质硬的药丸或小粒药物种子等贴压耳穴以防治疾病的方法，不仅能收到与埋针、毫针同样的疗效，而且无痛、安全、无创，且能起到持续刺激的作用，易被患者接受。此法适用于可以用耳针治疗的各种病证，特别适宜于惧痛的患者、老人、儿童和需长期进行耳穴刺激的患者。

5. **温灸法**　指用温热作用刺激耳廓以治疗疾病的方法，有疏通经络、温经散寒的功效，多用于痹证、虚证、寒证等。温灸的材料可用线香、灯心草、艾绒、艾条等。艾条灸可温灸较集中的部分耳穴或整个耳廓。温灸耳穴，应注意不要烫伤皮肤和燃烧头发。

6. **刺血法**　在耳廓皮肤上用三棱针刺出血的治疗方法，有泄热解毒、去淤生新、镇静开窍、消肿止痛等作用，用于多种如热毒、淤血、阳闭、实热病证等。急性病可每日 2 次，一般隔日 1 次。此法不要用在患出血性疾病、凝血功能障碍者和孕妇身上，体质虚弱者也需要慎重使用。

7. **水针法**　就是药物穴位注射法，是用微量药物注入耳穴，通过注射针对耳穴的刺激及药理作用达到治疗疾病目的的方法。采用这种方式的时候，需要严格注意针管的消毒情况，确保做到无菌操作；凡能导致过敏反应的药物，如普鲁卡因、青霉素等，须先做皮肤过敏试验方可使用；要了解所选药物的禁忌证、有效期和药理作用，有较大刺激性和不良作用的及超过有效期的药物都不能使用。

8. **磁疗法**　是用磁场作用于耳穴治疗疾病的方法，具有调整植物神经功能、催眠、止喘、止痒和镇痛等作用，适用于神经衰弱、高血压、皮肤病、哮喘以及各类痛证等。磁疗时，采用的磁场强度不宜过强，磁体不宜过多过大，有少数患者在行磁疗时出现恶心、头晕、刺痒、乏力等局部灼热不良反应，若持续数分钟不消失时，可将磁体取下，不适即可消失。

9. **按摩法**　是在耳廓不同部位用手进行点掐、按摩、提捏以防治疾病的方法，常用的方法有耳廓穴位按摩法和自身耳廓按摩法。此法适用于耳针疗法的各种适应证。

10. **光针法**　又称耳穴激光照射，是用对人体组织有热作用和刺激作用的激光照射耳穴以治疗疾病的方法，是现代激光技术和古老的耳针相结合的一种新疗法。此法简便易行，无痛无创，适应证广，特别适宜于治疗哮喘、心律不齐、过敏性鼻炎、复发性口疮、痛经、高血压等。施术时切忌眼睛直视激光束，以免损伤，如有必要，可以戴上防护镜。

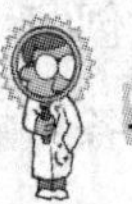

养生提示

进行耳针疗法时要注意严格消毒，防止感染；耳穴治疗不适用于耳上有冻疮破溃、湿疹、溃疡等的人；有习惯性流产的孕妇严禁使用耳针治疗；怀孕期间的女性也应慎用，肾、子宫、卵巢、内分泌等穴尤其不宜用；年老体弱者、有高血压病者、严重器质性疾病者，治疗前应适当休息，治疗时刺激量不宜过大，手法要轻柔，以防意外；扭伤及肢体活动障碍的患者，在耳针留针期间，为提高疗效，可配合适量的肢体活动和功能锻炼。

第四章 五官科，『面子问题』的治疗与保健

“面子问题”事关重大。五官以及面部的一些疾病，如流鼻血、牙痛、咽喉疼痛、口干、头痛等，均可通过针灸进行预防和治疗。通过对五官多处穴位的针刺，可温经通络，排毒祛湿，舒肝解郁，有促进代谢的功效。用针灸治疗五官科方面的问题，简便易操作，而且还可以减轻其他诊疗方法对面部的伤害。

急性结膜炎的针灸疗法

急性结膜炎是由于感染病毒、细菌等引起的急性眼病,俗称“红眼病”,中医称之为“暴发火眼”、“天行赤眼”等,主要表现为眼红,初起时自觉有异物感、畏光、刺痛及烧灼感,眼部分泌物大量增加。急性结膜炎主要分为细菌性结膜炎和病毒性结膜炎两种:细菌性结膜炎常有脓性分泌物,上下眼睑在早上起床时会胶粘在一起,患此病的儿童,眼睑红肿比成年人更重,可带血色分泌物,有灰白色膜出现在睑结膜上,用棉签可将此膜擦掉,易再生;病毒性结膜炎的分泌物为黏性或水样,球结膜下可有出血,角膜上有细小白点而影响视力,有压痛,或伴有同侧耳前淋巴结肿大。结膜炎有较强的传染性,少部分会通过空气飞沫传播,绝大多数为接触传染。潜伏期一般为 1 ~ 2 日,发病后 4 ~ 5 日症状可达到高峰,以后逐渐减轻,2 周内痊愈。在治疗上以点抗生素及抗病毒眼药水治疗为主,清热解毒中药治疗本病有较好的效果。

针灸治疗

1. 取穴 合谷、太冲、睛明、太阳、风池、外关、上星、少商、侠溪、行间、三阴交。

2. 定位

合谷:位于第 1、第 2 掌骨间,在第 2 掌骨桡侧中点(以一手的拇指掌面指关节横纹,放在另一手的拇、示指的指蹼缘上,屈指当拇指尖处为取穴部位)。

太冲:位于足背侧,当第 1 跖骨间隙的后方凹陷处(由第 1、2 趾间缝纹向足背上推,至其两骨联合缘凹陷中为取穴部位)。

睛明:足太阳膀胱经穴,在面部,目内眦角稍上方凹陷处。

太阳:位于眉梢与目外眦之间向后约 1 寸的凹陷中。

风池:位于项部,当枕骨之下,与风府穴相平,胸锁乳突肌与斜方肌上端之间的凹陷处。

外关:位于前臂背侧,在当阳池与肘尖的连线上,腕背横纹上2寸,桡骨与尺骨之间。

上星:位于头部,在当前发际正中直上1寸。

少商:位于拇指末节桡侧,距指甲角0.1寸。

侠溪:位于足背外侧,在当第4、第5趾间,趾蹼缘后方赤白肉际处。

行间:位于足背侧,当第1、2趾间,在趾蹼缘的后方赤白肉际处。

三阴交:位于小腿内侧,在当足内踝尖上3寸,胫骨内侧缘后方(以手四指并拢,小指下边缘紧靠内踝尖上,示指上缘所在水平线在胫骨后缘的交点为取穴部位)。

3. **操作**　取合谷、太冲、睛明、太阳、风池穴为主穴。外感风热配外关、上星、少商穴位;肝胆火盛配侠溪、行间、三阴交穴位。采用毫针泻法,每次选穴3~5个,用三棱针点刺太阳和少商穴放血。

民间小偏方

药膳疗法是该病的辅助治疗方法,以下偏方均有清热解毒、除热明目的功效,可供参考。

• 苦瓜木贼草汤:苦瓜250克,木贼草15克。苦瓜切薄片,木贼草切段约3~5厘米,同时放入瓦锅,加入适量清水,以文火煎至两碗量,滤渣留汤服用。早晚各1次,3日为1个疗程。

• 黄花马齿苋汤:马齿苋、黄花菜各30克。洗净马齿苋、黄花菜放于锅中,加适量水煮成汤即可饮用。早晚各1次,连服4日。

• 蚌肉羹:鲜蚌肉100克,适量精盐。洗净鲜蚌肉并捣烂,放入锅中,加少许水炖熟,快熟时加少许盐调味即可出锅。喝汤吃肉,每日食2~3次。

• 芹菜杞叶粥:大米80克,新鲜枸杞叶30克,新鲜芹菜叶60克,适量精盐。洗净芹菜并切碎,洗净枸杞叶,与大米一同放入砂锅,加适量水煮成菜粥,以少量盐调味。早晚趁温热食用。

• 海带决明汤:草决明12克,海带25克。用水浸软海带泡发,洗净后切丝,锅内加适量水,放入海带与草决明共煮成汤。早上空腹食用,喝汤食用海带。

饮食注意事项

中医认为本病由外感而致，发病原因与机体抵抗力下降有关，因此，除了应注意预防疾病的感染和互相传染外，加强饮食调理也很重要。

1. **谷物、豆及薯类** 不宜多用精白面粉和精白米，宜多选用一些标准粉、糙米，也可选用荞麦、小麦、大麦、玉米等；可多吃些绿豆等豆类或豆制品。不宜吃糯米食品。

2. **蔬菜类** 应多选用寒、凉或平性的品种，如枸杞子、萝卜、芹菜、马兰头、发菜、竹笋等。忌食用大蒜、葱、韭菜等。

3. **果品类** 多吃些寒、凉或平性水果，如猕猴桃、西瓜、梨、柿子、莲子等。忌食用荔枝、樱桃、龙眼肉、桃等热性水果。在患病期间，宜饮用菊花或决明子、鲜芦根、薄荷等煎的汤或泡的茶。

4. **肉类** 可以吃鸭肉、鸽肉、鸡肉、兔肉等，也可吃河鲜，如泥鳅、甲鱼、鲤鱼、鲫鱼等。忌食羊肉、鹿肉、牛肉、狗肉等。

5. **饮料及调料** 患病期间禁烟酒、咖啡、可可等，多饮用绿茶。调料中禁用茴香、花椒、胡椒等辛辣刺激物。

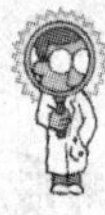

养生提示

针灸治疗本病的有效率在90%以上。治疗期间注意用眼卫生，保持眼部的清洁，眼部有分泌物应及时擦去；本病高发时期避免去人多的场合，少去公共场所；戒除烟酒，忌食牛羊肉及辛辣食物等；急性结膜炎传染性强，一旦发现应该及时隔离并消毒，不用脏手揉眼，接触患者后要洗手；患者用过的面盆、手帕、毛巾等，应及时消毒；去泳池游泳后应滴消炎眼药水以防止感染，可以点抗病毒眼药水及抗生素配合针灸治疗，也可以配合使用清热解毒的中药。另外耳尖放血等传统中医疗法也可取得不错的效果。

近视的针灸疗法

近视是指能看清近物却看不清远物的眼部症状。在屈光静止的前提下，远处的物体不能在视网膜汇聚，而在视网膜之前形成焦点，因而造成视物变形，导致远方的物体模糊不清。世界卫生组织已将近视列入了可以用针灸治疗的疾病名单。针灸治疗近视取穴主要是眼周局部、背部以及四肢的穴位，通过对这些穴位的刺激，起到行气活血，补益肝肾，疏经活络，振奋阳气的作用。在针灸的同时，配合推拿颈部，让椎动脉供血增加，使眼部血液循环改善，增加眼区营养，从而提高疗效。

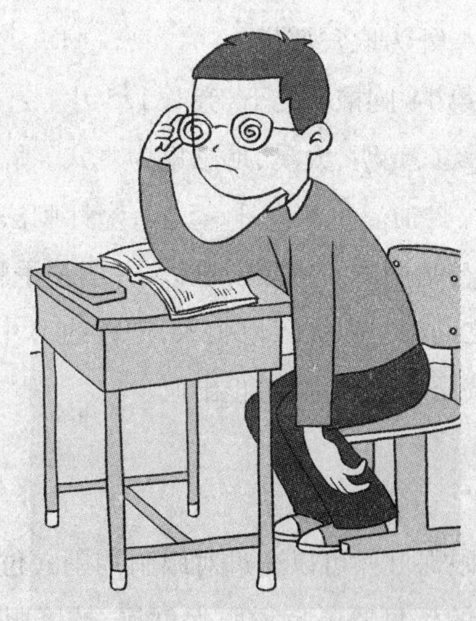

针灸治疗

1. **取穴**　攒竹、承泣、风池、合谷、光明、太溪、足三里、肝俞、肾俞、悬钟、膈俞、脾俞。

2. 定位

攒竹：足太阳膀胱经穴，在面部，眉头陷中，眶上切迹处。

承泣：足阳明胃经穴，在面部，瞳孔直下，眼球与眶下缘之间。

光明：足少阳胆经穴，在小腿外侧，外踝尖上 5 寸，腓骨前缘。足少阳胆经的络穴。

太溪：位于足内侧内踝后方，在内踝尖与跟腱之间的凹陷处，由足内踝尖向后推至凹陷处（大约当内踝尖与跟腱间之中点）为取穴部位。

足三里：位于犊鼻下 3 寸，距胫骨前缘外侧一横指。用同侧手张开虎口围住髌骨上外缘，余四指向下，中指尖处为取穴部位。

肝俞：位于背部，在第 9 胸椎棘突下，旁开 1.5 寸。

肾俞：位于腰部，在第 2 腰椎棘突下，旁开 1.5 寸。与肚脐中相对应处即为第 2 腰椎，其棘突下缘旁开约 2 横指（示、中指）处为取穴部位。

悬钟：位于小腿外侧，在外踝尖上 3 寸，腓骨前缘。

膈俞：位于第 7 胸椎棘突下，旁开 1.5 寸。由平双肩胛骨下角之第 7 胸椎，其棘突下缘旁开约 2 横指处为取穴部位。

脾俞：位于背部，在第 11 胸椎棘突下，旁开 1.5 寸。

3. 操作　取攒竹、承泣、光明、太溪、足三里为主穴。肝肾亏损者配肝俞、悬钟、肾俞；气虚者配脾俞、膈俞。每次取 3～5 穴，毫针刺法，根据证候虚实采用平补平泻或补法。承泣与睛明两穴应缓慢进针，并用左手将眼球向上或向外轻轻推开，沿眼眶与眼球之间的空隙缓缓地刺入，进针约 1 寸左右，不可捻转或提插，出针后即用干棉球按压针孔片刻，防止出血。

预防措施

1. 勤做眼保健操　眼保健操可以通过对眼睛周围穴位的按摩起到活血、解除睫状肌紧张痉挛的目的。只要坚持做眼保健操，按摩眼部相应穴位，就可以起到预防和治疗近视的作用。

2. 注意用眼卫生　讲究用眼卫生，培养良好的书写及阅读习惯。阅读书写时应有正确的坐姿，身体不前倾，脊柱保持直立，眼距离书保持在 30～50 厘米的距离；不在行进的路上看书，不要躺在床上看书，不要在强烈或暗弱光线下看书；同时，不宜读写的时间太长，每隔 30～40 分钟要休息片刻；看电视时，眼与屏幕的距离一般为3～5米，每小时应休息5～10分钟，室内光线要合适，看完电视后最好做一下眼保健操。

3. **生活要有规范**　保证学生有足够的睡眠时间。注意个人用眼卫生。坚持每天1小时的体育锻炼，并注意合理营养，避免偏食，增强体质和抗病能力。

4. **照明要标准**　照明光不能过强或过暗，视觉活动与光照度有密切关系。光照度与光源的距离成反比，因此阅读用灯不要悬吊过高。不要在暗的路灯或强烈的阳光下阅读、写字，更不能在近距离下长时间看电视节目，以免引起调节紧张和视疲劳。眼睛距离电视屏幕应在3米以上。

5. **定期检查视力**　发现视力不良者应及时分析原因，提出防治措施。近视患者应作散瞳验光，配戴适度眼镜。

6. **饮食要规律**　注意合理饮食，不能挑食、偏食，不可过多地吃零食或糖。近视眼患者应多补充钙质、磷质和蛋白质及维生素等，并要补充铁、锌等矿物元素。

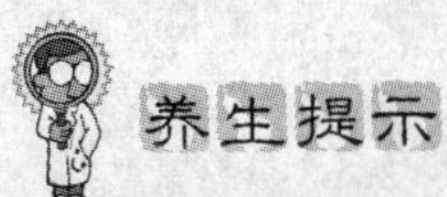

针灸治疗假性近视有不错的疗效，对于真性近视，可以延缓其进一步恶化。针灸治疗近视的适应人群为近视300度以下，8～16岁的青少年，尤其以假性近视、短期内视力明显下降患者为主。近视达到600度，年龄超过16岁以及有家族近视遗传史的患者，治疗效果不明显。另外，治疗时间为每次30分钟，每个疗程10次。根据患者近视情况，治疗一般需要1～3个疗程，甚至更长时间。治疗近视要重视局部因素，还要考虑全身状况予以调理。

慢性单纯性青光眼的针灸疗法

慢性单纯性青光眼,又称开角性青光眼,中医称为绿风内障。其基本证候为视野缺损、眼压升高及视乳头凹陷,多累及双眼,以 20～60 岁的男性患者居多。本病多无自觉症状,少数可感眼胀、头痛、视物模糊等。本病确切病因不明,与房水排出系统病变有关。中医认为其是由眼内液体调节机能失常,因水毒而引起的眼球疾患,西医则认为是因眼内压过度增高所致,导致眼睛失明。可采用针灸、按摩等传统中医方法来治疗,现代西医学多采取手术或药物控制眼压治疗。

针灸治疗方法

1. 选穴:睛明、风池、上明、太阳。

2. 定位

睛明:在面部,目内眦角稍上方凹陷处。

风池:人体风池穴位于项部,当枕骨之下,与风府穴相平,胸锁乳突肌与斜方肌上端之间的穴陷处。

上明:在额部,眉弓中点,眶上缘下凹陷中。

太阳:位于眉梢与目外眦之间向后约 1 寸的凹陷中。

3. 操作

(1)主穴取睛明,配穴取上明、风池。患者取正坐位,左手轻扶患者头部并固定眼球,针尖直刺睛明穴,深 1～2 厘米,稍捻转或不捻转,得气后留针 10～20 分钟。

(2)主穴取球后,配穴取太阳。由眶下缘稍向上及向内刺入,深 2～3 厘米,留针 1 小时。入针时请患者向上看,针入后眼球有胀感。

民间小偏方

青光眼是一种生活中常见的眼科疾病，对于此病，民间流传很多治疗的偏方，便于广大患者更好地防治眼部疾病。

- 煎车前草：大枣7枚，车前草10克，煎后服用，可清热利尿泻火，健脾胃。
- 大枣小麦汤：红枣10枚，小麦50克，加适量水煎汤，每日2次，早晚各1次，饮汤食枣。
- 莲子百合汤：百合、莲子肉各30克，加适量水以文火炖烂，每日1剂，临睡前食用。百合、莲子为除烦、清心火的佳品。
- 决明苓桂粥：生石决明15克，茯苓15克，夏枯草9克，桂枝9克，粳米90克，适量红糖，前4味药水煎去渣，放入粳米中加红糖煮粥，每日1剂，连服7~8剂。

饮食注意事项

在日常生活中，引发青光眼的因素很多，其中一个重要的因素就是与饮食有关。因此，发现自己患有青光眼后，不仅要采取积极治疗措施，还需要十分注重日常饮食问题。

1. **日常饮食需清淡**　青光眼视力损伤与视神经的血液供应关系很大，因此，患者的饮食应避免高糖、高脂肪等食物，宜清淡，不要吃容易口渴的油炸食物，少吃辣椒等刺激性食物，同时要选择低盐饮食的食物，炒菜不要过咸，口渴时不要过量饮水，防止眼压升高。膳食中应注意多吃富含纤维素的食物，如赤豆、薏苡仁、金针菜、丝瓜、玉米、小米、大麦、荞麦、燕麦、海带、蘑菇、萝卜、蚕豆、香蕉、西瓜、梨、柑橘及绿叶蔬菜等。烹调时要用植物油，如豆油、花生油、麻油、茶油等，有健脾和防止便秘的作用。患者一定要保持排便通畅，以防腹压增加时诱发眼压升高。

2. **饮食要有规律**　患者饮食切忌暴饮暴食，速度宜慢，注意不宜过饱，这对稳定神经、血管和内分泌系统都有益处。

3. **粗纤维食物要多吃**　患者应增加摄入富含粗纤维的食物，多吃富含维生素的食物，如新鲜水果、蔬菜，适量的鱼、肉、猪肝、植物油、粗粮等，多吃核桃、花生、豆浆、枸杞子等补益肝肾的食品。

4. 切忌摄入过多的液体 患者应注意少喝水、汤、饮料等液体。在短时间内摄入大量水分,会使血液稀释,渗透压降低,导致房水增加,引起眼压明显升高。伴有高血压的青光眼患者,还应避免食用大量含有高脂肪和高胆固醇的食物。血糖正常的青光眼患者,可适当服用蜂蜜、丝瓜、西瓜等利尿食物,可减少房水的生成,加快眼内房水的吸收,有利于降低眼压。

预防及护理措施

青光眼已成为目前主要致盲的眼病之一,发病率会随着年龄的增长而升高,大家一定要注意它的危害性,因此,做好青光眼的家庭护理工作能辅助广大患者更好地治疗。

(1)不要过度用眼,要注意劳逸结合,阅读时间不宜太长,不要让眼睛感到疲劳。看电影或看电视前最好滴点眼药水,可以起到保护眼睛的作用。

(2)工作学习环境要有充足的光线,不能太暗。光线较暗的话,会使瞳孔散大,从而诱发青光眼。

(3)夜间工作或者国防、纺织、化工等辨色要求高的职业,对眼睛危害很大,需要多注意预防。

(4)注意饮食健康,要戒烟酒,不要吃辛辣食物,还要注意的是每次饮水不能超过500毫升,不要喝咖啡、饮茶。

(5)如果出现眼胀、头痛、视力骤然下降等状况,需要及时到医院就诊。

(6)应注意保持心情舒畅,劳逸结合,生活规律,避免过分紧张和过度疲劳等,这样才能更好地控制疾病,防止病情进一步发展。

(7)平时可以做运动,如骑自行车、散步等,有助于降眼压。不要打羽毛球或者做俯卧撑等过猛的力量型运动,否则会给眼部造成危害。

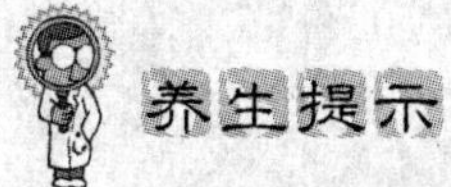

针灸对治疗慢性单纯性青光眼有非常好的效果，据资料显示，本病的治愈率在75% ~80%之间。在治疗期间，患者需要保持愉快的心情，多参加适当的户外锻炼，增强体质；多注意休息，保持良好的作息习惯。若针灸疗效不显著，应配合其他药物治疗，防止延误病情。

老年性白内障的针灸疗法

白内障是一种发生在眼球晶状体的疾病，在中医学中属于“如银障”、“圆翳内障”范畴。病因病机多由脾胃虚弱，或肝肾两亏，或肝经风热耗伤精液，精珠失濡形成，可出现视物发暗或固定性黑影及畏光等症状。一般情况下，白内障无痛、红症状。

操作

1. **取穴**　睛明、上明。

2. **定位**　睛明在面部，目内眦角稍上方凹陷处；上明在额部，眉弓中点，眶上缘下凹陷中。

3. **针灸疗法**　取足厥阴、足阳明、足少阴经经穴为主，调节眼部经气，补肝益肾。取睛明为主穴，取上明为配穴。让患者坐正，两眼前视，以左手扶患者头部，同时以拇指轻轻固定眼球，直刺睛明穴，针尖浅刺穴位，深0.2 ~0.4 厘米，也可深刺，深为1 ~2 厘米，稍捻转或不捻转，行针时流泪、有明显的局部酸胀；然后针刺上明穴，直刺或斜刺1 ~2 厘米深。

其他疗法

1. 耳针

(1)取穴:肝、肾、胰胆、眼、内分泌、交感、神门。

(2)操作方法:每次取穴3~4个,结合耳部敏感点,常规消毒后用毫针强刺激或中等刺激;或用耳穴压丸法,两耳交替使用。

2. 穴位注射

(1)取穴:足三里、肝俞、脾俞、肾俞、光明。

(2)操作方法:取穴位2~3个,选用黄芪、当归等中药注射剂,或微生物B_1、维生素B_{12}注射液等,每次每穴可注射中药1~2毫升或维生素0.5~1毫升,隔日1次,10次为1个疗程。

民间小偏方

- 苦瓜水:将苦瓜切成片状,挖干净苦瓜内的种子,放入锅内加水煮1小时,直至苦瓜煮烂即可饮用苦瓜水。另可将苦瓜水滴在眼球内,用煮烂冷却的苦瓜皮敷在眼皮上,每天治疗半小时,此法最好在睡觉前使用。

- 蛇壳蝉衣白菊花汤:白菊花5克,蝉衣3只,蛇壳1克,煎汤1次服下,每日3次,20日可为1个疗程,如能同时用早晨露水滴眼,效果更佳。服用此方时忌狗肉、羊肉、酒等。

- 黑芝麻糊:黑芝麻炒熟研成粉,每次取用1汤匙,以牛奶豆浆冲服,冲服时加1汤匙蜂蜜。黑芝麻富含维生素E,可改善眼球内的循环,推迟延缓衰老人体细胞,还含有蛋白质、铁质,能增强和维护免疫系统和造血系统的功能,如再加茯苓粉10克效果更佳。

饮食注意事项

1. 多吃富含维生素C、维生素E的食物 维生素C能减弱光线和氧对晶状体的损害,可以防止白内障的发生和发展;维生素E降低时会增加氧化反应,使晶状体的蛋白质易凝集变得混浊。四季豆、大白菜、菠菜、番茄、洋葱以及柚、橙、橘子、草莓等都是富含维生素C的食物。蔬菜、葵花籽油、花生油、谷类、豆类、深绿色植物、肝、蛋和乳制品中富含维生素E。

2. **多饮茶水**　白内障的发生是由于体内氧化反应所产生的自由基作用于晶状体所致，而茶叶中含有一种鞣酸物质，具有抗氧化作用，所以经常饮茶可防止白内障的发生。

3. **多吃富含锌的食物**　白内障发病率与血清锌水平有关，缺锌会促进白内障的形成，白内障患者晶状体中含锌量明显减少。动物性食物含锌量比植物性食物丰富，且易吸收，补锌可多吃些动物性食物。

4. **多吃含类叶红素的食物**　类叶红素在人体内缺乏时，容易引起晶体混浊而导致白内障，因为类叶红素具有抗氧化作用，能使晶体保持透明状态。深色、红色、黄色、橙色的蔬菜瓜果都是富含类叶红素的食物。

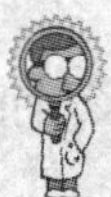

养生提示

针灸治疗老年白内障效果较好，但主要适用于早、中期，以改善症状为主，晚期患者的晶状体已经浑浊，针灸效果不明显，需要手术治疗。患者在治疗期间应该保持心情欢畅，合理安排饮食，忌食辛甘肥腻之物，以免胆固醇增高，影响到治疗效果。针灸治疗一段时间后，效果不明显，应到医院检查，看是否需要实施手术治疗。

睑腺炎的针灸疗法

睑腺炎又称麦粒肿，中医上称"针眼"、"土疳"，是一种由化脓性细菌侵入眼睑腺体而引起的急性眼部炎症。睑腺炎是常见的眼睑腺体的细菌性感染，多数致病菌为葡萄球菌。其临床表现为多泪、肿胀、疼痛。按眼部发病部位可以分外睑腺炎与内睑腺炎两种：外睑腺炎以往称为麦粒肿，是睫毛毛囊或其附属的变态汗腺或皮脂腺感染；内睑腺炎则为睑板腺感染。睑腺炎疼痛程度常与水肿程度呈正比。

针灸方法

1. **刺血法一**

(1)取穴：大椎、丝竹空、曲池、少冲、内庭、阴陵泉。

(2)定位

大椎：位于在背部正中线上，在第7颈椎棘突下凹陷中。

丝竹空：手少阳三焦经穴。在面部，当眉梢凹陷处。

曲池：屈肘，位于肘横纹桡侧端凹陷中（仰掌屈肘成45°，肘关节桡侧，肘横纹头为取穴部位）。

少冲：在小指末节桡侧，距指甲角0.1寸。取此穴位时应让患者采用正坐、俯掌的姿势，少冲穴位于左右手部，小指指甲下缘，靠无名指侧的边缘上。

内庭：位于在足背，当第2、3趾间，在趾蹼缘后方赤白肉际处。

阴陵泉：位于胫骨内侧踝后下方。取坐位，用拇指沿小腿内侧骨内缘（胫骨内侧）由下往上推，至拇指抵膝关节下时，胫骨向内上弯曲之凹陷处为取穴部位。

(3)操作　取手足阳明经经穴为主。以风池、合谷、太冲穴位为主穴，风热外袭者配丝竹空、大椎；热毒炽盛者配曲池、内庭、少冲；脾虚湿热者配阴陵泉。每次选取穴位2~3个，根据证候表现不同，采用平补平泻或毫针泻法，浅刺太阳穴放血。

2. **刺血法二**

(1)选穴：耳尖。

(2)针灸疗法：用三棱针点刺耳尖后用手挤捏，一般挤出1毫升左右血，用干棉球擦干净即可，每日1次。

其他疗法

1. **耳针**

(1)取穴：眼、肝、耳尖、脾。

(2)操作方法：点刺耳尖放血，用毫针强刺激其余穴位，间隙行针数次，每日1次。

2. 挑治法

(1)取穴：两肩胛区第1至7胸椎两侧探寻敏感点或淡红色疹点。

(2)操作方法：常规消毒后，用三棱针挑断疹点处2～3根皮下纤维，挤出血水和黏液，用干棉球按压伤口。

民间小偏方

• 热敷清茶油膏：取茶叶末、生清油各适量。把等量的茶叶末与生清油调为糊膏，装入瓷罐备用，挑清油膏涂于纱布上固定在眼睑病灶处，热敷20分钟，每日3次。

• 中药洗眼法：用花椒、艾叶及适量的盐煮水，待水温降至37℃左右，用干净的纱布蘸水洗眼。每隔1～2个小时可擦洗1次眼部，每天最少洗3次。配合涂眼药膏，效果更好。

• 煎服汤药法：取红花10克，野菊花30克，熬水煎服，每日1～2次；或取鲜荸荠30克，丝瓜藤30克，茶叶6克，熬水煎服，每日2～3次；或取绿豆30克，石榴叶10克，熬水煎服，每日2～3次。

• 湿热敷眼部：可以加快眼部的血管扩张和血液循环，早期应用有促使炎症消退、消肿止痛的作用。如已化脓则有促使早日穿破、缩短病程的作用。取折叠多层的毛巾或纱布蒸煮或浸于开水之中，绞干后直接敷于患处，数分钟后更换，保持20分钟左右，每日3次，待硬结消失，脓肿开始波动方止。

记住：不可用热水袋代替湿热敷，因热水袋渗透浅，作用弱，仅引起表层的组织充血。做湿热敷时要防止皮肤被烫伤，尤其是老年及幼儿患者更要注意，可在眼睑上盖凡士林纱布或涂薄层凡士林预防。

饮食注意事项

中医认为诱发睑腺炎肿的原因多为食用过于甜腻辛辣等物，以致脾胃积热，热毒上攻眼睑，使眼睑局部气血壅滞，热盛肉腐而发病；而肿粒未消硬结，未尽红赤，反复发作，则多是脾胃虚弱或脾胃伏热所致。患了睑腺炎，除了尽早治疗，在日常饮食中，需要注意以下禁忌。

(1)不要食用刺激性的食物，如辣椒、韭菜、蒜、葱等。

(2)不要食用腥发的食物，如狗肉、羊肉、猪头肉、酒等。

(3)不要食用煎炸炙烤的食物，如油炸食物、烤肉等，因为食用这些助热之物无异于火上浇油，会产生麦粒肿或使麦粒肿反复发作。

(4)不要食用甜腻的东西，如年糕、冷饮等，这些东西容易损伤脾胃。

(5)戒除烟酒，多食新鲜的蔬菜瓜果，如绿豆、苦瓜、西瓜、冬瓜、马蓝头等，这些寒性食物具有清热的作用。

(6)睑腺炎患者要特别注意饮食卫生，注意全面营养，不挑食偏食，不乱吃零食，以增加机体的抵抗力，尤其是脾胃虚弱者及少年儿童在饮食中需增加蛋白质与富含维生素 A 的食物，使眼睑皮肤的抵抗力增强。平时要多喝开水，保持大便通畅。

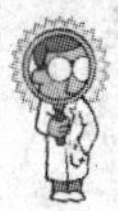

养生提示

用针灸来治疗睑腺炎效果较好，尤其是在睑腺炎早期未化脓时最佳。对已成脓者，需要结合中西医药物治疗，严重者需要转入眼科做进一步治疗；而采用点刺太阳或耳尖等穴的放血疗法，可有效治疗由麦粒肿产生的局部红肿热痛等症状，促进炎症的吸收、消散，起到止痛、消肿作用。患者应该注意，本病初期至化脓，切忌用未消毒的针挑或挤压以及过早切开。因为眼睑有很丰富的血管，其静脉与颜面静脉及眼眶静脉相通，而且没有静脉瓣来阻止其血液回流，又与颅腔静脉相通，一旦炎症扩散，轻者引起眶蜂窝织炎，重者能导致海绵窦血栓形成败血症，危及生命。

眼睑下垂的针灸疗法

眼睑下垂通常指上眼睑下垂,表现为上眼睑完全或部分无法抬起,致角膜上缘被上眼睑下缘遮盖过多,从而使病眼的眼裂明显小于正常眼裂。眼睑下垂临床上分先天性和后天性两类:先天性睑下垂有遗传性,患者从出生后就无法睁眼,属动眼神经核发育不全或动眼神经上睑提肌分支所致;后天性睑下垂,因动眼神经麻痹,或因炎症、肿瘤、沙眼和外伤损伤上睑提肌,可为单眼,也可累及双眼。睑遮盖了瞳孔,视物困难,患者常皱额,耸眉,仰头,形成一种特殊昂视姿态。如自幼发生此症,长期遮住瞳孔易成废用性弱视。眼睑下垂是许多疾病的早期症状,若对此症状任其发展,掉以轻心,不仅影响人面部的美观,还会使人致残,甚至死亡。

针灸疗法

1. **选穴**　三阴交。

2. **定位**　三阴交位于小腿内侧,在足内踝尖上3寸,胫骨内侧缘后方。以手四指并拢,小指下边缘紧靠内踝尖上,示指上缘所在水平线在胫骨后缘的交点为取穴部位。

3. **操作**　直刺0.5~1.0寸,行针时穴位局部酸胀,可有酸胀感扩至股内侧和膝关节或麻电感向足底放散。

预防和治疗

1. **由糖尿病引起的眼睑下垂**　年纪较大的人一侧眼睑突然下垂,瞳孔大多正常,病发前常感患眼眼眶上区疼痛,看东西多有重影现象。注射新斯的明改善亦不明显,而检测血糖增高,这就是糖尿病引起的动眼神经麻痹的"苗头",确诊后应及时给予活血中药和营养神经、降糖的药物治疗,一个月左右可治愈。

2. **由颅内动脉瘤引起的眼睑下垂**　动脉瘤引起的眼睑下垂也是突发的、一侧性的，瞳孔散大为其临床表现形式。若伴有剧烈头痛、昏迷、抽搐、呕吐等，极有可能是动脉瘤破裂引起蛛网膜下腔出血，应立即到医院神经科抢救治疗，以免耽误病情。

3. **由脑干病变引起的眼睑下垂** 患者瞳孔散大，一侧眼睑下垂，另一侧上下肢无力、麻木，这很可能是由脑干病变引起的。老年人多发于脑血管病，儿童则常发于脑干肿瘤。核磁共振可确诊，确诊后可到神经外科治疗，以免病情扩大造成残疾，甚至危及生命。

4. **由重症肌无力引起的眼睑下垂** 患者的发病过程较为缓慢，先是一只眼，后继发另一只眼。临床症状表现为：晚上重，早晨轻，波动性在一天之内就有较明显感觉，注射新斯的明半小时后若有明显好转可确诊。确诊后应该积极采用免疫抑制疗法，否则不仅可使眼球固定、双睑下垂，还可发展成吞咽困难、四肢无力，甚至呼吸困难等严重状况。

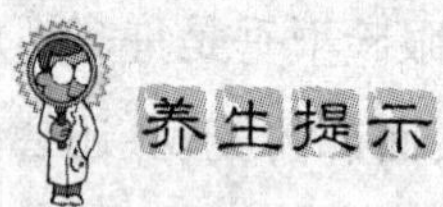

及早针灸治疗可以阻断病情发展，是能否取得最佳效果的关键，在治疗过程中，可以配合药物。若是先天性眼睑下垂则应手术矫正。4～5天的婴儿若仍迟迟睁不开眼睛，家长用双手掰开双眼后感觉眼睛也比正常幼儿小得多，即可诊断为患儿。这种眼睑病变随着年龄增长只适宜手术矫正。

神经性耳鸣的针灸疗法

神经性耳鸣是听觉系统的感音神经部分发生障碍。当内耳听觉感觉器有病，如噪声外伤、美尼尔氏综合征、药物中毒等；听觉中枢和听神经遭受外伤或发生炎症、肿瘤、缺血和中毒等；以及颅内各种病变影响到听觉中枢和听神经时，都会出现耳鸣。这种耳鸣多为刺耳的尖声和高频性蝉鸣。对于神经性耳聋的治疗一般在临床上常采用扩血管药物等治疗，通过对局部缺血组织增加血流量，血管内膜水肿的减轻及内淋巴循环的改善，来维持组织细胞的正常功能。

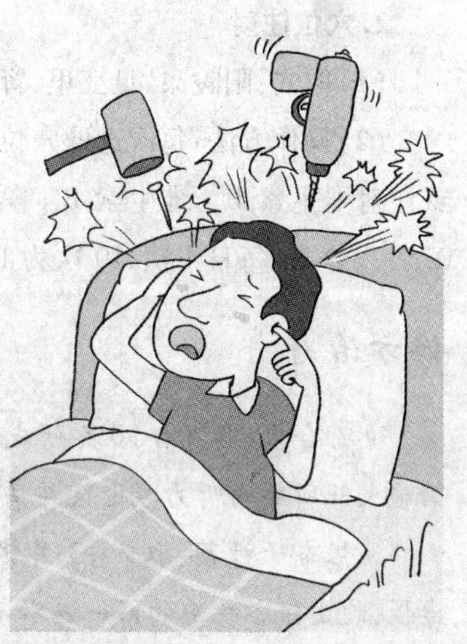

针灸疗法

1. **取穴**　翳风、听会、中渚、丘墟、肝俞。

2. **定位**

翳风：在耳垂后方，当乳突与下颌角之间的凹陷处。

听会：在面部，当屏间切迹的前方，下颌骨髁突的后缘，张口有凹陷处。

中渚：在无名指（掌指关节）的后方，第4、5掌骨间凹陷处。

丘墟：位于足外踝的前下方，在趾长伸肌腱的外侧凹陷处。足少阳胆经的原穴。

肝俞：位于背部，在第9胸椎棘突下，旁开1.5寸。

3. **操作**　取翳风、听会、中渚为主穴，肝胆火旺者配丘墟、太冲；外感风热者配合谷、外关；肝肾不足者配太溪、肝俞。每次选取穴位3～5个，根据证候表现不同，采用平补平泻或毫针补法。虚者补之，实者泻之，阳虚、气虚者可加用温针灸或其他灸法，每穴可用艾条灸5分钟，艾柱灸每穴可灸3～5壮，隔日或每日灸1次。

其他疗法

1. **耳针**

（1）取穴：肾、肝、内耳、交感、神门、胰胆、皮质下。

（2）操作方法：每次选取穴位3～4个，结合耳部敏感点，用耳穴压丸法，两耳交替使用，或常规消毒后用毫针强刺激或中等刺激。

2. 穴位注射

(1)取穴:阳陵泉、足三里、肾俞、肝俞、完骨、听宫、翳风。

(2)操作方法:每次选取穴位2~3个,选用川芎、黄芪、丹参等中药注射剂,或注射维生素 B_1、维生素 B_{12} 等,每穴每次可注射中药液1~2毫升,西药液0.5~1毫升,每日1次,10次为1个疗程。

偏方治疗

• 百合散:取百合90克研成粉末状,用温水冲服,每次9克,每日2次,对由阴虚火旺所致的听力减退及耳鸣疗效较好。

• 银杏干叶茶:取2~3片银杏干叶,泡茶喝一天。不过,干银杏叶有一定毒性,故由银杏叶泡的第一遍水不能喝。

• 升清流气饮:黄芪10克,苏叶10克,大腹皮10克,蔓荆子6克,青皮6克,乌药6克,石菖蒲3克,川芎3克,柴胡3克,升麻3克,木香3克。煎水服用,每日1剂,日服2次。

饮食注意事项

1. **减少脂肪的摄入**　脂类食物的大量摄入,会增高血脂,增大血液黏稠度,引起动脉硬化,出现血液循环障碍时,内耳对供血障碍最敏感,会导致听神经营养缺乏产生耳聋。中年人每日应控制脂肪总摄入量大约为40克,应少吃各种油炸食物、鱼子酱、奶油、肥肉、动物内脏、蛋黄等富含脂类的食物。

2. **多食含铁丰富的食物**　红细胞缺铁易变硬,降低运输氧的能力,耳部养分供给不足,听觉细胞功能会受损并降低听力。补铁能有效延缓和预防中老年人耳聋、耳鸣的发生。45岁以上的人每天铁的摄入量不应少于12毫克。常用食品中紫菜含铁量较多,豆制品、虾皮、海蜇皮、黑芝麻、黄花菜、黑木耳等含铁量也很高。

3. **多食含锌食物**　缺锌是导致中老年人耳聋、耳鸣的一个重要原因。耳蜗内锌的含量比其他器官都高,而60岁以上的老年人听力减退,其耳蜗内锌的含量明显降低,每天应多吃鸡蛋、鸡肉、鱼、牛肉、各种海产品等含锌丰富的食物。

预防和治疗

1. **远离噪声**　长时间的噪声接触和暴震声,均能使人产生耳鸣和听力下降。工作在高强度噪声环境中的高危人群,要注意噪声防护,如佩戴防护耳塞、耳罩或减少靠近噪声等。此外,不要大音量、长时间地在有噪声的环境中使用随身听耳机。

2. **避免精神疲劳和紧张**　耳鸣在身体疲劳和长期处于精神高度紧张时均会加重,因此适当地调整工作节奏,放松情绪,对患者转移耳鸣的注意力都是有益的。

3. **谨慎服用特殊药物时**　耳鸣患者由于其他疾病就诊时,请告诉医生自己患有耳鸣,尽量避免服用会让耳鸣加剧的药物。

4. **改变不良生活习惯**　耳鸣症状会在酒精和咖啡因的作用下加重。内耳毛细胞是一种对氧极其敏感的细胞,吸烟可以使人体血氧下降,缺氧会损害毛细胞,因此要注意改变不良习惯。

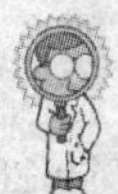

养生提示

针灸对神经性耳鸣有较显著的效果,尤其是对病程较短者有更佳效果。引起耳鸣的原因较多,对由药物、高血液黏度、听神经瘤等因素引起的耳鸣,针灸的治疗较差。有报道称用苍耳艾柱灸治疗神经性耳鸣,治愈率较高。患者在治疗期间,需要注意多休息,避免恼怒和忧郁,尤忌房事劳累过度,忌饮可可、咖啡、浓茶、酒等刺激性饮料。

耳鸣、耳聋的针灸疗法

耳鸣由人体听觉机能紊乱而引起,指在没有外界任何刺激条件下,人耳主观感受到异常声音的感觉。耳聋或眩晕同时存在的耳鸣常由耳部病变引起,其他因素引起的耳鸣,则可不伴有耳聋或眩晕。耳鸣不是疾病而是一种症状,轻者可使人心烦意乱、坐卧不安,重者可影响到患者的正常生活和工作。引发耳鸣的原因有很多,常见的有急性传染病、噪声损伤、老年性耳鸣、药物中毒及颅脑外伤等。药物应用不当、生理机能退化、免疫性疾病等也会造成耳鸣。

针灸疗法

1. 方法一

(1)取穴:列缺、耳门、完骨、阳陵泉。

(2)定位:

列缺:位于前臂桡侧缘,桡骨茎突上方,腕横纹上 1.5 寸处。在肱桡肌与拇长展肌腱之间。手太阴肺经的络穴,八脉交会穴,通于任脉。

耳门:位于面部,耳珠上方稍前缺口陷中,微张口时取穴。

完骨:位于头部,耳后乳突的后下方凹陷处。

阳陵泉:位于小腿外侧,腓骨头前下方凹陷处。

(3)操作:取列缺、耳门、完骨、阳陵泉,采用平补平泻法,得气后留针 20 分钟,每日 1 次。此方对因风火上扰耳窍所致的耳鸣效果较好。

2. 方法二

(1)选穴:听宫穴

(2)定位:听宫穴是手足少阳手太阳之会,位于面部,耳屏前,下颌骨髁状突的后方,张口时呈凹陷处。取该穴位时应让患者采用正坐或仰卧、仰靠姿势。

(3)操作:直刺听宫穴 0.5 ~1.0 寸。

耳鸣、耳聋的护理方法

(1)戒除掏耳朵的习惯。掏耳可引起耳道和鼓膜损伤,有时还会并发感染,使听力下降。

(2)洗头、洗澡时防止水流入耳内。因为皮肤和鼓膜在水中浸泡,加上耵聍(即常说的耳蚕、耳屎)的刺激,容易引起外耳炎。若原来有鼓膜穿孔者,水入耳内可引起中耳炎复发。

(3)夏季游泳前须作体格检查,有外耳道炎、鼓膜穿孔等疾病者,必须在矫治之后才宜游泳。

(4)耳郭外伤、冻疮时要严格防止感染,特别是绿脓杆菌感染,因为此细菌可引起耳郭软骨膜炎、软骨坏死,最终导致耳郭畸形(菜花样耳)。

(5)远离噪声和爆炸现场(包括放爆竹),因为较大的噪声可引起噪声性耳聋,而爆炸声会造成爆震性耳聋。

(6)远离烟酒和耳毒性药物(如链霉素、庆大霉素、卡那霉素等),因为它们对听神经有毒害作用。

(7)病毒感染(如麻疹、腮腺炎、耳带状疱疹等)常并发感音神经性耳聋,需及时采取防范措施。

(8)避免打击头部,更不可掌击耳部。前者可并发听力损害,后者可引起鼓膜破裂,生活中,因外力打击而造成耳朵功能受损的情况屡见不鲜。

(9)擤鼻涕时要掌握正确的擤鼻方法。应左右鼻腔一个一个地擤,切勿将左右鼻孔同时捏闭擤鼻,因为鼻腔后部与中耳腔有一管腔(咽鼓管)相通,擤鼻不当可将鼻腔分泌物驱入中耳腔,引起中耳炎。

(10)有感冒、上呼吸道感染、咽鼓管功能障碍者,不宜乘飞机旅行,否则可能引起航空性中耳炎,出现耳痛、鼓膜充血、中耳积液,甚至听力下降。

(11)全身系统性疾病引起耳聋者,临床上首推高血压与动脉硬化,肾病、糖尿病、甲状腺功能低下等也可引起,故对有这些疾病的患者应监护其听力。

(12)老年性耳聋是人类机体老化过程在听觉器官的表现,出现的年龄与发展速度因人而异,其与遗传及整个生命过程中所经历的各种有害因素(包括疾病)有关。所以,老年人应定期检测听力。

(13)对新生儿应常规进行听力筛查,发现有听力障碍时应及早干预治疗。

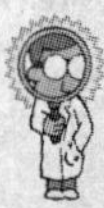

养生提示

针灸疗法对治疗耳鸣、耳聋早期症状效果好,对老年人病程较久者效果不佳,对先天耳聋和药物致聋者疗效亦差。针刺治疗时,在日常生活中还应做到劳逸结合,避房事劳累,调饮食,注意调养。

化脓性中耳炎的针灸方法

化脓性中耳炎是由细菌侵入中耳而引起的化脓性疾病，为中耳黏膜的急性化脓性炎症。感染主要发生在鼓室，但是常累及中耳其他部位，属中医“耳痈”、“脓耳”范畴。其临床表现有：初期为耳内灼痛、胀痛或刺痛，并放射至颞、枕部，鼓膜积脓及穿孔前可有食欲减退、发热症状；重者有恶心呕吐，甚至抽风等中毒症状。好发于儿童。

针灸疗法

1. 选穴　翳风。

2. 定位　翳风位于耳垂后方，耳后乳突与下颌角之间的凹陷处，当耳朵下方耳垂后遮住之处取穴。

3. 操作　耳内脓液先用消毒棉签擦干净，再滴入双氧水清洗，反复数次；然后点燃艾条，置于距患侧翳风穴皮肤2～3厘米处，以雀啄法熏灸，直至穴位皮肤潮红，按之有烙热感，共约15～20分钟。

民间小偏方

• 方用五味消毒饮合银翘散加减：甘草3克，荆芥6克，淡竹叶10克，薄荷12克，连翘12克，紫花地丁20克，野菊花20克，蒲公英30克，金银花30克；耳内若红肿剧痛可加牡丹皮12克，赤芍药12克；高热者，可加生石膏30克；小儿惊风，加水牛角粉3克冲服；耳内跳痛明显，加桔梗15克，皂角刺20克。

• 方用龙胆泻肝汤加减：龙胆草15克，栀子12克，黄芩12克，柴胡10克，生地黄12克，车前子15克，木通15克，黄连15克，苦参10克，黄柏15克。外用冰连液（黄连、冰片、70%酒精）滴耳。

• 方用全虫散加减：白矾60克，带尾全蝎6克，冰片3克。全蝎焙干，白矾盛铝勺内研为细末，同白矾、冰片混合，研末备用。耳内先用双氧水洗净，后用麦秆将药粉慢慢吹敷耳内。每日2次。治疗化脓性中耳炎，可以排脓、止痛、消肿，一般3～5日可痊愈。

• 方用猪矾散加减：枯矾30克，猪苦胆30毫升。先将枯矾研为细末，再与猪苦胆汁混合拌匀，晾干为面，装瓶备用。用时将少许药面置于适量清香油中调匀，即可滴耳，滴前需将耳内脏水用药棉揩净。每日1次。治疗中耳炎，可以燥湿、清热、解毒，1周即可见效。

饮食注意事项

(1)平时注意多饮水，饮水应该以温水为主，多饮水对调节身体的代谢有很大帮助，有助于增强自身的免疫力。

(2)肥腻厚味食物要少吃。这类食物易助热化火，聚湿生痰，可使体内湿热内盛，加重症状。

(3)多食用高质量蛋白质、富含维生素的食物，补充各种矿物质，如蛋类食品、瓜果蔬菜等。

(4)不能吃发物。牛肉、公鸡、蟹、鱼、虾等食物具有一定的致敏因素，可使人体发生过敏反应，加重中耳炎的症状。

(5)应避免给孩子吃过热的食物和花椒、辣椒等易上火的食物。

(6)保持良好的休息，尽量不要让孩子哭闹。

(7)不要吃生冷食物，如冰激凌、饮料、冰冻果品等易伤脾胃，使脾胃消化吸收功能受损，使人体免疫力降低，加重病情。

中耳炎的预防与治疗

中耳疾病主要起源于鼻咽和鼻腔疾病，通过耳咽管侵入中耳，如下为它的预防要点。

(1)预防感冒是预防中耳炎的积极措施。已得了感冒，擤鼻涕时不可用手捏紧鼻孔，以免细菌和鼻涕通过耳咽管进入中耳。可将手帕放在鼻前孔，轻轻地将鼻涕擤出；亦可轻捏一侧前鼻孔，轻轻地擤出对侧开放鼻腔内的鼻涕。

(2)鼻咽、鼻腔部疾病要及时适当地处理；小儿肥大的增殖体，要及早医治。

(3)患麻疹等急性传染病时，要多注意鼻腔、口腔的清洁卫生，以防止发生中耳炎。

(4)游泳时擤鼻不当,都可使水从鼻腔侵入中耳。初学跳水如果没有掌握好头部姿势,使耳对着水面跳下,可压破鼓膜,因此游泳时须注意正确的姿势,防止中耳发炎和鼓膜破裂。戒除挖耳的习惯,不要用尖锐的东西挖耳,以免碰伤鼓膜。

(5)对患急性化脓性中耳炎的患者,应给予及时的适当的治疗,以防转为慢性。已有慢性化脓性中耳炎的患者,要正确诊断、治疗,防止发生颅内并发症。

(6)对化脓性中耳炎的危害性要有一定认识,注意严重并发症的早期症状,如耳病伴有呕吐、恶心、发热、头痛等。怀疑有耳源性颅内并发症时,应及早医治,以免使病情延误。

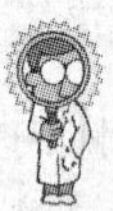

养生提示

对于中耳炎,除针对病因治疗外,应防止再感染,预防感冒,避免污水入耳,保持外耳道清洁。对于干性鼓膜穿孔病例,应尽早实施鼓膜修补术或鼓室成形术,以免中耳炎复发。注意适当休息,鼓励患者多饮水,给予高蛋白、高热量、易消化食物。便秘者可服通便药物。

急、慢性鼻炎的针灸疗法

鼻炎指的是鼻腔的黏膜和黏膜下组织的炎症。症状表现为鼻腔水肿或者充血,患者经常会出现鼻痒、鼻塞、咳嗽、流清水涕、喉部不适等症状。鼻炎通常是由于病菌感染或刺激物作用使鼻黏膜受损而致,严重时可能会影响眼部和咽喉健康,影响人的听力、学习及睡眠。慢性鼻炎还会表现为腺体增生肥大,继而导致鼻分泌物增多,小儿鼻炎的症状主要表现为少量鼻涕,色白或微黄,多呈黏性,或为少量清涕。

针灸疗法

1. 方法一

(1)取穴：上星、印堂、阳白、太阳、迎香。

(2)定位

上星：位于头部，在前发际正中直上1寸。

印堂：位于额部，在两眉头之中间。

阳白：位于前额部，在瞳孔直上，眉上1寸。

太阳：在颞部，眉梢与目外眦之间，向后约一横指的凹陷处。

迎香：位于人体的面部，在鼻翼旁开约1厘米皱纹中（在鼻翼外缘中点旁，当鼻唇沟中）。

(3)操作：取上星、印堂、阳白、太阳、迎香。一般每次取3～5个穴位，得气后留针30分钟，每日1次，10日为1个疗程。

2. 方法二

(1)取穴：鼻通。

(2)定位：鼻通位于面部，当鼻唇沟上端尽处，正坐仰靠取之。

(3)操作：针用泻法每日1次，得气后留针30分钟，12日为1个疗程。

引发急、慢性鼻炎的五大因素

1. 气候因素　季节交替时，骤冷或骤热容易使鼻腔来不及适应环境的变化，鼻黏膜受到温度的刺激，从而导致急性鼻炎症状的出现。

2. 环境因素　长时间工作或生活在干燥、有害气体、粉尘的环境中，可使鼻黏膜受到物理或者化学性的刺激而导致鼻炎症状的发生。

3. 不良生活习惯　拔鼻毛或挖鼻孔可致使脆弱的鼻腔黏膜或者鼻腔皮肤破损而导致鼻炎，严重的可能损伤鼻中隔静脉血管网，而导致鼻出血。

4. 用药不当　滴鼻净等药物含有可以使鼻黏膜血管收缩的成分，会引起鼻黏膜慢性中毒的反应，如果长期用药不但不能治好鼻塞等问题，还会导致药物性鼻炎。

5. 附近器官病变　人体的耳鼻喉相互联系在一起。若其中的某个器官受到了疾病的侵扰，容易导致其余的两个器官出现并发症，影响健康。

急、慢性鼻炎的治疗方法

1. **全身治疗** 多饮水,饮食清淡,通大便。症状较重者宜卧床休息。早期用发汗疗法可减轻症状,缩短病程,如:①生姜、红糖、葱白煎水热服;②解热镇痛药:复方阿司匹林1片,每日3次。

2. **局部治疗** 洗鼻法:以4.5克无碘盐兑500毫升温水,灌入洗鼻壶中冲洗鼻腔。

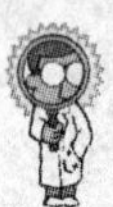

养生提示

针灸治疗慢性鼻炎可改善鼻道的通气功能、增强体质,减轻发作症状及减少发作次数,对治疗本病有较好的效果。慢性鼻炎,疗效较长,反复难愈,从中医学角度来看,治疗的关键是调整肾、脾、肺的功能,患者应该坚持长期治疗。忌酒禁烟,避免感冒,注意保暖,警惕慢性鼻炎的急性发作。

急性扁桃体炎的针灸疗法

急性扁桃体炎是腭扁桃体的一种非特异性急性炎症,常伴有一定程度的咽黏膜及咽淋巴组织的急性炎症。其为咽部淋巴组织的急性感染,病变以扁桃体最为显著,中医称为"喉蛾"、"乳蛾"或"莲房蛾"。其临床表现为起病急骤、咽痛、扁桃体充血、恶寒发热,往往伴有范围不一与程度不等的急性咽炎,是一种很常见的咽部疾病。在气温变化、季节交替时容易发病。常发生于青少年及儿童。

针灸疗法

1. **取穴** 天容穴。

2. 定位 天容位于下颌角后方,胸锁乳突肌停止部前缘,二腹肌后腹的下缘;前方有颈外浅静脉,颈内动、静脉;布有耳大神经的前支,面神经的颈支、副神经,其深层为交感神经干的颈上神经节天容穴。

3. 操作 用泻法,得气后留针于穴位处 30 分钟,进针后约 15 分钟行针 1 次,每日 1 次,3 日为 1 个疗程。

其他疗法

1. 耳针

(1)处方:咽喉、扁桃体、耳尖、肾上腺、肺。

(2)方法:每次取 2 ~ 3 穴,结合耳部敏感点,常规消毒后用毫针强刺激或中等刺激,每隔 10 分钟行针 1 次,每日 1 次;或用耳穴压丸法,两耳交替使用。

2. 刺络出血

(1)处方:少商、商阳、耳尖、轮 1 ~ 轮 4,以及耳背小静脉。

(2)方法:选 1 ~ 3 穴,用三棱针点刺放血 2 ~ 3 滴,每日 1 次。

急性扁桃体炎的预防

搞好环境卫生,室内应光线充足,空气流通;保持适宜的温度和湿度。对急性扁桃体炎的患者应进行隔离,以免传播病原体。具体来说,要做到以下几点预防措施。

(1)注意休息,多饮水,通大便,进流食或软食。

(2)咽痛明显时要注意尽早输液治疗,以免感染扩散。

(3)反复发作或伴有相应症状时可以在急性发作时进行心电图及小便常规检查,以排除并发肾炎、心肌炎、关节炎等的可能。

(4)反复发作或伴有扁桃体周围脓肿、周围炎的患者最好在炎症消退后行手术治疗。

(5)要注意与会厌炎相区别,不要因为咽喉疼痛就认为是急性扁桃体炎,会厌炎是可以引起短时间呼吸困难而死亡的疾病,决不能轻视,因此如有呼吸不畅时,应即刻到医院就诊。

急性扁桃体炎饮食禁忌

中医认为扁桃体炎属“乳蛾”范围,主要病因为肺胃热盛或阴虚火旺。一般认为急性扁桃体炎多为实热证,扁桃体红肿疼痛,慢性扁桃体炎多由于急性扁桃体炎失治而致,所以,建议扁桃体炎患者尽量少吃热性食物,如辛辣刺激、炙烤、肥腻食物。

1. **忌食辛辣刺激食物** 如辣椒、花椒、五香粉、韭菜、麻辣火锅、榨菜等。因辛辣之品多辛热,易化火,能加重胃热,热毒上攻,症状加重。

2. **忌食炙烤、肥腻食物** 如肥肉、肥鸡、烤鸭、羊肉、烧鹅、烧羊肉串、猪排等,因这些食物易生痰化火,痰火搏结,灼伤咽喉,加重病情。

3. **忌烟酒** 因烟酒辛热温燥,化火伤阴,能使内热加重;同时,酒精也能扩张外周血管,使炎症的水肿、渗出加重,导致本病的反复发作或病情加重。

4. **忌饮生冷冰冻饮料** 如冰果汁、冰西瓜、冰可乐、冰汽水、冰奶、冰糖水等,因炎症都有红、肿、热、痛症状,微细血管扩张充血,如食冷冻饮料,使炎细血管痉挛收缩,血液循环障碍,加重炎症,疾病反复难愈。

5. **忌食鱼腥发物** 如虾、蟹、带鱼、狗肉、黄鳝、公鸡、竹笋等,因这些食物能聚痰生热,催发本病。

6. **忌食各种温阳补肾之品** 如鹿茸、男宝、人参、十全大补酒等,因这些食物都可使湿热内阻,内热壅盛,加重病情。

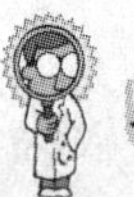

养生提示

针灸具有宣肺利咽、清热解毒的作用,对慢性扁桃体炎急性发作或急性扁桃体炎,有十分显著的疗效,最为常用的是三棱针刺血与毫针刺法。高热、扁桃体脓肿、眼部疼痛较甚者,应及时结合中西药治疗,或转科治疗。饮食忌辛辣、粗硬食物,宜清淡细软,发热者需适当补充水分与盐分。

急、慢性咽炎的针灸疗法

咽炎为上呼吸道感染的一部分,是咽部黏膜、黏膜下组织的炎症。依据病理改变和病程的长短不同,分为急性、慢性咽炎两大类。急性咽喉炎的症状以成年人咽部症状为主要特征,病初咽部有灼热、干痒,渐有疼痛,唾液增多,吞咽时加重,咽侧索受累则有明显的耳痛。小儿或体弱成人,则有显著全身症状,有发热、头痛、怕冷、四肢酸痛、食欲不振等。慢性咽炎是因急性咽炎没有彻底根治而出现的反复发作,演变为慢性,或是因为鼻窍阻塞、长期张口呼吸、患各种鼻病,以及颈部放射治疗等化学、物理因素,经常刺激咽部所致。全身各种慢性疾病,如便秘、贫血、心血管疾病、下呼吸道慢性炎症等也可继发本病。因此,中医认为咽炎的病变在于咽喉,但其病理形成与肾、胃、肝、肺有密切关系。

针灸疗法

1. **方法一** 取合谷、曲池、外关,任选一穴。用和顺灸法或者指压法,每次5~20分钟,每当症状爆发时施治。

2. **方法二** 刺血疗法:取耳背上部静脉,先用手轻揉患侧耳部,使其局部充血,再于耳后寻觅其静脉,局部常规消毒后,用毫针于耳后静脉点刺,挤3~5滴血液,即用酒精棉球压按针孔。每日1次。第二次在患侧耳背施术部位下方点刺。第三次仍在第一次部位。此法于小儿尤佳,也可用三棱针点刺少商、内道及耳背的脉络,挤血数滴,每日1次。

其他疗法

1. 耳针

(1)处方:咽喉、内分泌、肾上腺、肺、肾、交感。

(2)方法:每次取3~4穴,结合耳部敏感点,常规消毒后用毫针弱刺激或中等刺激;或两耳交替使用耳穴压丸法。

2. 穴位注射

(1)处方:风门。

(2)方法:选用鱼腥草注射液,每次每穴0.5~1毫升,隔日1次,10次为1个疗程。

民间小偏方

•蜂蜜鸡蛋方:鸡蛋1枚,生蜂蜜20克,香油及蜂蜜数滴。将鸡蛋打入碗内,搅匀,用滚烫沸水快速冲熟,滴入蜂蜜及香油,调匀后服用。每日2次,早晚空腹服食。忌辛辣及烟酒。

•饮用罗汉果:罗汉果250克,白糖100克。洗净罗汉果打碎,加适量水煎煮;每30分钟取煎液1次,加水再煎,共煎3次;最后去渣,合并煎液,再继续以小火煎煮浓缩到稍稠黏时;停火,待冷后,拌入干燥白糖把药液吸净,混匀,晒干,压碎,装瓶备用。每次10克,以沸水冲化饮用,次数不限。

•消炎茶:淀粉30克,胖大海50克,甘草100克,薄荷200克,金银花400克,蒲公英400克。淀粉加适量水制成淀粉浆备用。先取蒲公英、薄荷、金银花各200克,胖大海、甘草、五味共研为细末,过筛,再将剩下的金银花、蒲公英加水煎2次,合并药液过滤,浓缩至糖浆状,混合淀粉浆后煮成糊状。和匀上述备用药粉,使之成块,过筛制成粒,烘干。每次10克,每日3次,开水送服。

饮食注意事项

1. 忌食过咸食物 饭菜中含盐量太高,会减少唾液分泌。高盐饮食可降低黏膜抵抗疾病的能力,导致免疫力下降,各种病毒、细菌乘机而入,引发咽炎。

2. 少食辛辣肥甘之物 辛辣食物会让脾胃消化功能失调,内生湿邪燥热,继而出现喉咙水肿、咽喉炎发作等症状,也易诱发牙龈肿痛等多种疾患。

3. 少饮或不饮酒 有些人吃火锅时喜欢大量饮酒,特别是冰镇啤酒。冷饮和火锅对口腔的刺激性都较大,“冰火两重天”会让咽喉感受到双重刺激,极易引发喉咙水肿、咽喉炎等疾病。

4. 多食绿叶蔬菜 应该选用热量较低的食物,多吃清火滋阴的食品,如鱼肉、鸡肉等;同时,必须搭配大量的绿叶蔬菜,少食牛肉、狗肉、羊肉等高热量食物。

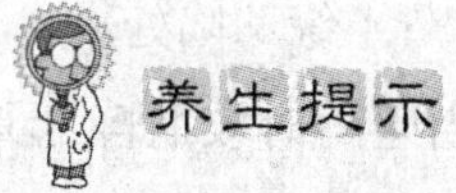

针灸具有行气止痛、消炎利咽的作用，能增强机体体质、调节免疫能力，使咽喉部血液循环得到有效改善，治疗本病效果较好。有些患者是由咽部邻近器官的慢性感染性炎症所致，如牙周炎、鼻窦炎等；也有些是由慢性全身性疾病所致，如慢性阻塞性肺气肿、糖尿病等。在治疗时应注意区别，辨证与辨病相结合。戒绝烟酒，忌食辛辣，保持大便通畅。

口腔溃疡的针灸疗法

口腔溃疡又称为复发性口疮、复发性口腔溃疡、复发性阿弗他口炎，俗称“口疮”或“口腔上火”，是发生在口腔黏膜上的浅表性溃疡，成卵圆形或圆形，小如米粒状，大至黄豆状，周围充血，溃疡面为凹陷状。溃疡具有复发性、周期性及自限性等特点，好发于舌缘、唇齿及面颊等部位。现代医学认为，复发性口腔溃疡首先与人体免疫系统密切相关。此外，精神紧张、过度疲劳、睡眠不足、工作压力大、消化不良、腹泻、贫血、偏食、发热甚至月经周期改变等诸多现象，也会导致复发性口腔溃疡的频繁发作。中医认为，口腔溃疡多由阴虚火旺、心脾积热引起。心脾气血两亏，口腔失养，发为口疮；或思虑过度，心火上炎，发为口疮。本病女性患者多于男性，无年龄段差异，无季节区别。

针灸疗法

1. 方法一

（1）取穴：廉泉、颊车、内关、人中、承浆、地仓。

（2）定位

廉泉:位于人体的颈部,当前正中线上,喉结上方,舌骨上缘凹陷处。

颊车:位于下颌角前上方约一横指,按之凹陷处,当咀嚼时咬肌隆起最高点处。

内关:位于前臂正中,腕横纹上 2 寸,在桡侧屈腕肌腱同掌长肌腱之间取穴。

人中:位于人体鼻唇沟的中间部位,是一个重要的急救穴位;位于上嘴唇沟的上 1/3 与 1/3 交界处,为急救晕厥要穴。

承浆:位于人体的面部,当颏唇沟的正中凹陷处。

地仓:位于在面部口角外侧,上直对瞳孔。正坐平视,瞳孔直下垂线与口角水平线相交点为取穴部位。

(3)操作:取廉泉、颊车、内关为主穴。下唇溃疡加承浆,上唇溃疡加人中,颊黏膜溃疡加地仓。每次选穴 2 ~ 3 处,交替使用,采用平补平泻手法 1 个,中等强度刺激。出现针感后,可留针于穴位处 5 ~ 15 分钟,可悬灸,每日 1 次,3 ~6 次可为一疗程,两疗程间相隔 1 ~ 2 周。

2. 方法二

(1)取穴:玉枕。

(2)定位:位于人体的后头部,在后发际正中直上 2.5 寸,右旁开 1.3 寸,平枕外隆凸上缘的凹陷处。

(3)操作:针灸玉枕穴,右病取左,左病取右。阴虚火旺型将针尖斜向内上方呈 30°刺入 3 ~ 4.5 厘米,用泻法,留针 10 ~ 15 分钟,行针 2 ~ 3 次;中气不足型按前法进针后先泻后补,针后加灸 20 ~ 30 分钟,亦可单独用灸法,每日 1 ~ 2 次;脾胃积热型予点刺出血。7 日内可愈。

民间小偏方

● 撕掉大蒜表皮,取下蒜瓣外层的透明薄膜,敷在口腔溃疡处。

● 口腔溃疡创面外敷云南白药,每日 2 次,一般 2 ~ 3 日即可痊愈。

● 取两个生白萝卜一段鲜藕洗净、捣烂去渣后留汁,用汁含漱,每日 3 次,连用 4 日可见效。

● 口腔清洁后,用消毒棉签蘸取蜂蜜涂于溃疡面上,15 分钟后,可喝水顺下蜂蜜,再继续涂拭,一日内可多次重复,使愈合加快。注意,敷蜂蜜时暂不可饮食。

● 将维生素 C 片研成粉末状，若溃疡面较大，先轻轻刮除溃疡面渗出物，然后再敷上药粉；若是小面积溃疡，仅需取少许敷于患处即可。每日用药 2 ~ 3 次。

● 维生素 E 胶丸用针刺破，挤出药液涂于口腔溃疡处，保留 1 分钟，每日用药 4 次，于饭后及睡觉前用，一般 3 日可愈。

饮食注意事项

(1)不能吃刺激性调味品，如葱、姜、醋、八角、辣椒等。这些食物不但会刺激溃疡面进一步扩大，还会诱发疼痛。

(2)不能吃坚硬粗糙的食物，如坚果、炸鸡腿、炸排骨之类。这些食物容易摩擦溃疡面，加重病情。

(3)不能吃烫的食物，也不可吃咖啡、烟酒、巧克力、口香糖、辛辣烧烤及油炸品等，易加重或引发口腔溃疡。

(4)不能吃研磨后的食物，如玉米、土豆片或面包末等，研磨后的食物，容易粘附在溃疡面，影响溃疡面的愈合。

(5)不能吃过烫的食物。滚烫的汤或开水并不能杀灭溃疡面的细菌，反而会引起刺激。最好的选择是待食物冷却到室温后再进食。

(6)忌食膏粱厚味之物，多吃新鲜清淡菜肴。多食含锌食物，以促进创面愈合，比如动物肝脏、花生、牡蛎等。多吃有利于溃疡愈合的富含维生素 C、维生素 B_1、维生素 B_2 的食物。故应多吃新鲜水果和蔬菜，如番茄、茄子、胡萝卜、白萝卜、白菜、菠菜等。

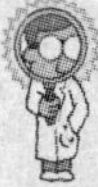

养生提示

患者在平常就应注意保持口腔清洁，常用淡盐水漱口，戒除烟酒，保证充足的睡眠，生活起居有规律。坚持体育锻炼，多吃蔬菜水果，饮食清淡，少食厚味、辛辣的刺激性食品，保持大便通畅等。患者在治疗期间需要避免过度疲劳，保持心情愉快。

牙痛的针灸疗法

牙痛又称齿痛，是指因各种原因引起的牙齿疼痛，为口腔疾患中常见的症状之一。牙痛主要症状表现为牙齿疼痛、面颊部肿胀、咀嚼困难、遇酸甜冷热可加重疼痛等。现代医学认为除龋齿之外，牙周围炎、急性根尖周围炎、第三磨牙冠周炎，牙本质过敏等均可导致牙痛的发生。另外，某些神经系统方面的疾病，如三叉神经痛等也会诱发牙痛的发生。中医认为，牙痛在中医学中属于“齿痛”范畴，留滞脉络，风热外袭；或肾阴亏虚，虚火上炎，牙失荣养；或胃热素盛，又食辛辣，胃火上灼为其病因病机。

针灸疗法

1. 方法一

(1)取穴：劳宫、后溪。

(2)定位

劳宫：位于手掌心，在第2、第3掌骨之间偏于第3掌骨，握拳屈指时中指尖处。

后溪：位于微握拳，第5指掌关节后尺侧的远侧掌横纹头赤白肉际处。

(3)操作：交叉取穴，即左边牙痛，取右侧合谷穴，右边牙痛，取左侧合谷穴。对准后溪穴或劳宫穴刺入1.2~1.5寸，大幅捻转，针感向上传至肘部或手指，留针30分钟，留针期间，每隔2~3分钟行针1次。

2. 方法二

操作：主穴取耳穴三焦，辅以耳穴神门，均取患侧。牙痛较重者用毫针快速刺入反应点，年轻体壮者强刺激，年老体衰者轻捻转，使针感直达疼痛牙龈部，留针10~20分钟，每日1次，4次为1个疗程。惧怕针刺或牙痛较轻者则用王不留行籽贴压于反应点后，每日自行按压3~4次，使患处有痛、胀、酸的感觉，耳部并有灼热感，4日为1个疗程。

其他治疗

1. **耳针法**　选上颌、下颌、神门、上屏尖、牙痛点。每次取 2 ~ 3 穴，毫针刺，强刺激，留针 20 ~ 30 分钟。

2. **可选用中药制剂的药物外敷患处治疗**　主要适用于牙周炎引起的牙齿松动、牙龈萎缩、牙龈红肿出血、口臭、牙石和牙垢堆积以及遇酸、甜、冷、热食物便牙齿酸痛等症状。每日用牙刷蘸药刷患处 2 次，并取药末 30 克，生蜂 60 克，调匀，涂患处，早晚各 1 次。一般 5 ~ 6 日，病症即可得到改善。

牙痛的急救措施

(1)用水摩擦合谷穴或用手指按摩压迫，均可减轻痛苦。

(2)牙若是遇热而痛，多为积脓引起，可用冰袋冷敷颊部，疼痛也可缓解。

(3)用花椒 1 枚，噙于龋齿处，疼痛即可缓解。

(4)用盐水或酒漱口几遍，也可减轻或止牙痛。

(5)将丁香花 1 朵，用牙咬碎，填入龋齿空隙，几小时后牙痛即消，并能够在较长的时间内不再发生牙痛(丁香花可在中药店购买)。

(6)取陈醋 120 克，花椒 30 克，熬 10 分钟，待湿后含在口中 3 ~ 5 分钟吐出(切勿吞下)，可止牙痛。

(7)取大蒜适量捣烂，温热后敷在痛点上可以缓解牙髓炎、牙周炎引起的牙痛等症状。

(8)取白胡椒 10 克研成末，加白酒调成糊状，分 4 次放入牙洞内。

(9)取蜂房适量，加纯酒精适量，点火燃烧，待蜂房烧成黑灰时，用手指蘸灰涂于患牙，一般 4 ~ 5 分钟可止痛。

(10)把味精按 1∶50 的浓度用温开水化开后，口含味精溶液一会儿就吐掉。这样连续几次，坚持两天后牙痛就会好的。

(11)取普通白酒 100 克放入茶缸里加上食盐 10 克，搅拌，等盐溶化之后放在炉子上烧开，稍晾一下；含上一口在疼痛的地方，注意不要咽下去，牙痛就立刻止住了。

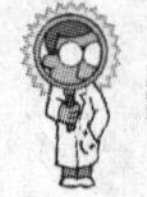

养生提示

针灸治疗牙痛效果较好，能消除肿胀及缓解牙痛，对炎症不明显的早期患者效果更好。针灸难以彻底治愈如坏死性牙髓炎、牙周脓肿、龋齿感染等所致的牙龈肿痛，需结合中西药治疗。本病的选穴应根据经脉的循行而确定，下、上牙床分别属于大肠经和胃经，故分属上、下牙龈肿痛者应相应取合谷和内庭。合谷穴会引起怀孕子宫收缩，牙痛的孕妇不宜针刺合谷穴。饮食宜清淡细软，忌粗硬、辛辣食物。

第五章 内科疾病，内调外养保健康

内科疾病临床工作复杂、繁重，既需要坚实的科学基础、广博的医学知识，也要求有准确判断、及时处理的技巧与经验。针灸学是中医学体系中的瑰宝，对内科疾病有很好的治疗作用，如感冒、腹痛、中暑、晕厥等病证。针灸疗法操作简便易行，安全可靠，疗效持久，适应面广，无任何不良反应，千百年来为人们祛病保健立下了汗马功劳。

感冒的针灸疗法

感冒俗称“伤风”,现代医学称之为呼吸道感染性疾病,是一种外感风邪或流行病毒所引起的发热性疾病。临床表现为鼻塞、流涕、头痛、发热、恶寒等。感冒是临床常见的多发病,以春、冬季节气候骤变时为多,夏、秋之季发病稍少。

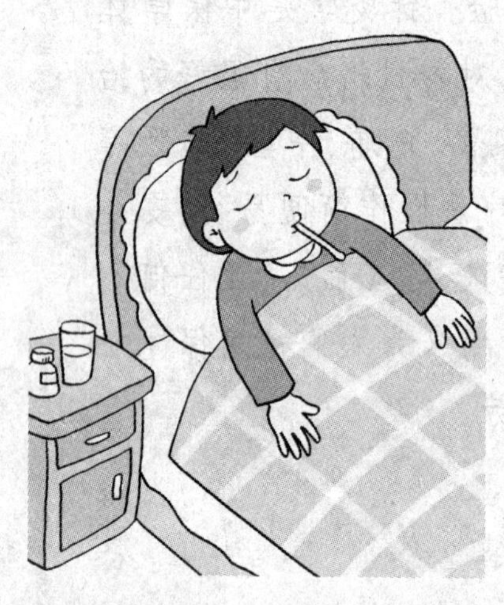

针灸疗法

1. **主穴**　列缺、合谷、大椎、太阳、风池、加曲池、尺泽、鱼际。鼻塞者,加迎香;体虚感冒者,加足三里;咽喉疼痛者,加少商;全身酸楚者,加身柱;夹湿者,加阴陵泉;夹暑者,加委中。

2. **操作**　主穴用毫针泻法:风寒感冒,大椎行灸法;风热感冒,大椎行刺络拔罐法。配穴中足三里用补法或平补平泻法,少商、委中用点刺出血法,余穴用泻法。感冒为外邪侵犯肺卫所致,太阴、阳明互为表里,故取手太阴络列缺、手阳明经合谷以祛邪解表。风池为足少阳经与阳维脉的交会穴,“阳维为病苦寒热”，故风池既可疏散风邪，与太阳穴相配可清利头目。

其他治疗

1. **拔火罐法** 选大椎、身柱、大杼、肺俞，拔罐后留罐15分钟起罐，或用闪罐法。本法适用于风寒感冒。

2. **刺络拔罐法** 选大椎、风门、身柱、肺俞，消毒后，用三棱针点刺，使其自然出血，待出血颜色转淡后，加火罐于穴位上，留罐10分钟后起罐，清洁局部并再次消毒针眼。本法适用于风热感冒。

3. **耳针法** 选肺、内鼻、下屏尖、额，用中、强刺激。咽痛加咽喉、扁桃体，毫针刺。

民间小偏方

感冒有风寒、风热两种，在使用小偏方的时候，一定要确定属于哪种类型的感冒，生姜和葱白对预防和治疗感冒效果极佳。

- 生姜，味辛，性温，具有解表祛风、散寒发汗作用，风寒感冒者适宜食用。民间常以红糖适量，生姜3片，以沸水冲泡，俗称生姜红糖茶，感冒期间可以多饮用，直至汗出。

- 葱白，味辛，性温，具有使汗腺的排汗功能正常，调节体温的作用，并可预防和减少伤风感冒的发生。风寒型伤风感冒者适宜食用。在民间，初起感冒时，可用细葱2~3茎，与生姜1片煎水代茶饮，也常用葱白连同葱头与豆豉煎水喝。年老体弱或身体虚弱的人，受凉感冒后，最适宜用葱白3~5茎，加入大米煮成稀粥食用。

饮食注意事项

1. **宜稀软清淡饮食** 稀软清淡的食物易于消化吸收，可减轻脾胃负担。杏仁粉糊、藕粉糊、白米粥、牛奶、蛋汤等流食为最佳选择。

2. **多喝开水** 感冒者体内水分丧失较多，大量饮水可加速体内代谢。患者可饮用淡绿茶水，不宜饮用酒与浓茶。

3. **宜多吃蔬菜、水果** 蔬菜、水果能促进食欲，补充大量人体需要的各种微量元素和维生素。风寒感冒，可多食香菜、葱白、生姜等；风热感冒宜多吃菠菜、油菜等;暑湿感冒,可多吃点黄瓜、丝瓜、冬瓜等;邪热稍平时,则宜多食藕、柑橘、西红柿、荸荠等。

4. 忌用甘甜及油腻荤腥食品 因这些食品易生痰酿湿而引起咳痰、咳嗽,对感冒脾胃呆滞不利者,油炸糕、糯米甜食、大鱼大肉等不宜服食;风热感冒恢复期,也不宜食狗肉、羊肉、辣椒等辛热的食物,以免助火生痰、伤气灼津;暑湿感冒,除忌肥腻外,还忌过咸食物如咸带鱼、咸菜等,过咸凝湿生痰,刺激气管引起咳嗽加剧,不利于感冒康复。

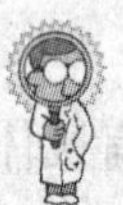

养生提示

针灸治疗感冒疗效较好,可有效地减轻头痛、肢体酸楚、鼻塞流涕等临床症状。本病的发生多与体质下降有关,因而可常灸气海等以扶助正气,抵抗感冒,尤其是在感冒流行期间,用灸风门的方法,可有效地预防感冒。增强体质,加强体育锻炼,注意保暖防寒,进行适当的室外活动,以提高抗病能力。

支气管炎的针灸疗法

支气管炎主要病因为细菌和病毒的重复感染形成了支气管的慢性非特异性炎症。呼吸道小血管痉挛缺血,气温骤降,人体防御功能下降可致病;大气污染、烟雾粉尘等慢性刺激亦可致病;吸烟使黏膜变异、纤毛运动降低、支气管痉挛、黏液分泌增多可致感染;过敏因素也有一定关系。部分患者可发展成慢性肺源性心脏病、阻塞性肺气肿。临床研究发现,小粒径高活性的空气负离子能有效加强气管黏膜上皮的纤毛运动,影响上皮绒毛内呼吸酶的活性,改善肺泡的分泌功能及肺的换气功能,对支气管炎有缓解作用。

针灸治疗

1. **主穴**　肺俞、定喘、天突、尺泽、列缺、丰隆。

2. **配穴**　风热犯肺者加曲池、鱼际、大椎;痰湿蕴肺者加中脘、丰隆;风寒束肺者加风门;脾肾阳虚者加脾俞、肾俞、关元;肺肾阴虚者加太渊、肾俞、太溪;肝火肺犯者加期门、行间;口干咽痒者加照海;小便不利、水肿者加阴陵泉;胸闷如窒甚者加膻中;痰中夹有血丝者加孔最;喘促较盛者加定喘;水气凌心者加内关。

3. **操作**　每次选取 3 ~5 穴,根据证候虚实,毫针刺用泻法、补法或平补平泻法,寒者可加用灸法,每穴用艾条灸 5 分钟,可灸 3 ~5 壮,隔日或每日灸 1 次。热者可点刺出血。

其他疗法

1. **耳针**

(1)处方:神门、肺、气管、脾、肝、肾、心、大肠、肾上腺。

(2)方法:每次取 3 ~4 穴,常规消毒后用毫针中等刺激或强刺激;或用耳穴压丸法,两耳交替使用。

2. **穴位注射**

(1)处方:天突、肺俞、定喘。

(2)方法:急性支气管炎可用黄芪注射液、复方当归注射液。每穴注入药液 1 ~2 毫升,隔日 1 次,10 次为 1 个疗程。

支气管炎的护理

1. **预防感冒**　避免感冒能有效地预防慢性支气管炎的发生或急性发作。

2. **饮食调摄**　饮食宜清淡,忌辛辣荤腥。应戒烟,因为吸烟会引起呼吸道分泌物增加,支气管反射性痉挛,排痰困难,加快病毒、细菌的生长繁殖速度,使慢性支气管炎进一步恶化;应多喝茶,茶叶中含有茶碱,能刺激交感神经,使支气管扩张而减轻咳喘症状。

3. **腹式呼吸**　腹式呼吸能保持呼吸道通畅,增加肺活量,减少慢性支气管炎的发作,预防肺气肿、肺源性心脏病的发生。具体方法:吸气时尽量使腹部隆起，呼气时尽力呼出使腹部凹下。每日锻炼2～3次，每次10～20分钟。

4.**避毒消敏** 有害气体和毒物如二氧化硫、一氧化碳、粉尘等会使病情加重，家庭中的煤炉散发的煤气能诱发咳喘，厨房居室应注意通风或装排油烟机，以保持室内空气新鲜。寄生虫、花粉、真菌等能引起支气管的特异性过敏反应，应保持室内外环境的清洁卫生，及时清除污物，消除过敏源。

5.**内病外治法** 在夏季大暑天用消喘膏外贴能起到防病治病的作用。具体做法：将消喘膏外敷于大椎穴、天突穴、肺俞穴、膻中穴。每次敷贴2日，间隔3～5日换药1次，敷贴3次为1个疗程。每年1个疗程，连续3年夏季敷贴。

6.**适当休息** 发热、咳喘时必须卧床休息，否则会加重心脏负担，使病情加重；发热渐退、咳喘减轻时可下床轻微活动。平时应适当参加活动或劳动。

7.**坚持锻炼** 可根据自身体质选择医疗保健操、太极拳、五禽戏等项目。坚持锻炼，能提高机体抗病能力，活动量以无明显气急、心跳加速及过分疲劳为度。

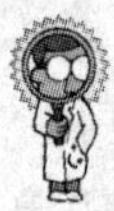

养生提示

对慢性支气管炎患者，可进行冬病夏治，即在夏季三伏天施行针灸疗法，尤其是灸法。另外，要注意坚决禁止吸烟，粉尘和有害气体应避免接触；注意劳逸结合、防寒保暖以及饮食营养。

支气管哮喘的针灸疗法

支气管哮喘简称哮喘，是由细胞组分及多种细胞参与的气道慢性炎症性疾病。临床表现为发作性喘息、咳嗽、胸闷、气急，具有清晨或夜间发作和加重的特征，多可经治疗后自行缓解，是一种多发病、常见病。哮喘发病的危险因素包括环境因素和遗传因素两个方面，很多患者的哮喘都来源于遗传因素，比如绝大多数患者的近三代有血缘关系的亲人当中，都可以追溯到有哮喘如喘息、反复咳嗽或如特应性皮炎、过敏性鼻炎等其他过敏性疾病病史。大多数哮喘患者属于过敏体质，或者对常见的经空气传播的霉菌、花粉、螨虫及宠物等变应原以及某些食物、药物过敏等。

针灸疗法

1. **主穴**　肺俞、定喘、天突、尺泽、列缺、丰隆。

2. **配穴**　寒饮伏肺者加大椎、风门、外关；痰热壅肺者加孔最；痰湿蕴肺者加太渊、阴陵泉；大便秘结或溏泻者加上巨虚、中脘、天枢；肺肾两虚者加关元、肾俞、三阴交；心肾阳虚、水气凌心者加心俞、肾俞、内关。

3. **操作**　每次选取 3～5 穴，根据病情或灸或针，或泻或补。一般而言，发作期多用泻法，缓解期多用补泻兼施或补法。热者多针，亦可用刺络拔罐法。阳虚、气虚、寒者可针刺、灸天突，应沿胸骨后缘向下斜刺，缓慢行针，行捻转补泻，为免伤及气管，忌左右提插。

其他疗法

1. 耳针

(1)处方：肺、肾、脾、气管、交感、神门、肾上腺、皮质下。

(2)方法：每次取 3～4 穴，常规消毒后用毫针强刺激或中等刺激；或用耳穴压丸法，两耳交替使用。

2. 穴位注射

(1)处方：定喘、肺俞、胸 1～6 夹脊。

(2)方法：急性期可选用板蓝根注射液、鱼腥草注射液等，慢性期用胎盘注射液，每穴注入药液 1～2 毫升，胸 1～6 夹脊每次选用 1 对。隔日 1 次，10 次为 1 个疗程。

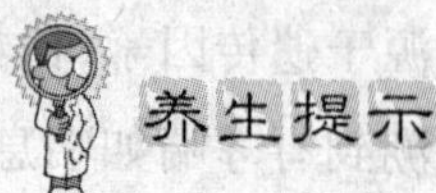

针灸对急性发作期的支气管哮喘有一定的缓解和控制症状的作用。在缓解期,坚持针灸治疗,可提高抗病能力,增强体质,降低机体对过敏物质的敏感度,有效地减少发作次数和时间。针灸对支气管哮喘治疗的优势在哮喘的缓解期,尤其是采用冬病夏治的方法,更能减轻患者发作的次数和发作时的症状。患者平时就应该多注意保暖防寒,不吃生冷食物;预防感冒发生,避免接触过敏源;避免过度的情志刺激和过度劳累,以减少诱发机会。

心绞痛的针灸疗法

心绞痛为冠心病的一种,是指由于冠状动脉粥样硬化狭窄导致冠状动脉供血不足,主要临床表现为心肌暂时缺血与缺氧所引起的心前区疼痛。心绞痛发作前常无预兆,多突然发生。发作时,患者有胸骨中上部的烧灼感、窒息感、紧缩感、压榨痛及重物压迫感,胸疼由轻向重逐渐增加,数分钟达高潮,并可放射至下颌、颈部、上中腹部、左肩内侧或双肩。患者伴有冷汗,之后逐渐减轻,几分钟后痛感消失。诱发心绞痛的因素很多,最常见的有受寒、劳累、吃得过饱、阴雨天气、情绪激动等。

针灸疗法

1. **取穴** 内关、间使。

2. **定位**

内关:位于在前臂掌侧,在曲泽与大陵的连线上,腕横纹上 2 寸,掌长肌腱与桡侧腕屈肌腱之间。

间使：位于前臂掌侧，在曲泽与大陵的连线上，腕横纹上3寸，掌长肌腱与桡侧腕屈肌腱之间。

3. 操作　从腕掌横纹正中直上1.7寸左右处进针，或直刺0.5~1.0寸，针体向肘部倾斜60°左右，较容易使针感向腋、肘、胸部放散。在针刺内关穴治疗心绞痛时，需要大幅度提插捻转的强刺激，常在控制症状之后感觉到内关穴深处肌肉疼痛，可针刺内关穴向肘部方向上1寸的间使穴处，能迅速缓解局部肌肉痉挛而消除疼痛。

其他治疗方法

1. 耳针

（1）处方：心、交感、小肠、皮质下为主，辅以胸、肝、肺、枕、降压沟等。

（2）方法：每次选3~5穴，毫针刺法，中等强度刺激；或用耳穴压丸法，两耳交替使用。

2. 穴位注射

（1）处方：厥阴俞、心俞、内关。

（2）方法：采用黄芪、当归或丹参注射液注入上述穴位，每穴注射1~2毫升，隔日或每日1次，10次为1个疗程。

饮食注意事项

（1）多吃富含膳食纤维和维生素的食物，如粗粮、水果、新鲜蔬菜等。

（2）多吃有益于防治冠心病的大豆和海鱼，平时可多食用有利于改善冠心病症状和降血糖的食物，如大蒜、洋葱、山楂、黑木耳、大枣、豆芽、鲤鱼等。

（3）尽量少吃盐，氯化钠是盐的主要成分，长期大量地食用氯化钠，会使血压升高并损害血管内膜。心绞痛的患者每天的盐摄入量不要超过6克。

（4）减少热量的摄取、少吃脂肪。高脂饮食会使血脂增高，增加血液的黏稠度。心绞痛的重要诱发原因之一就是高脂血症。

（5）应当尽量减少食用油的量，油类也是形成脂肪的重要物质。每日的总用油量应限制在5~8匙，可选择含不饱和脂肪酸的植物油代替动物油。

（6）忌食动物内脏，动物内脏含脂肪醇的量非常高。尽量避免吃易胀气食物和刺激性食物,如咖喱、辣椒、咖啡、浓茶等。烟、酒也必须戒除,众所周知,烟和酒不仅是心绞痛的诱因之一,也是诱发急性心肌梗死的重要原因。

(7)切忌暴饮暴食,晚餐也不易吃得过饱,以防诱发急性心肌梗死。

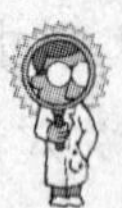

养生提示

针灸治疗冠心病不仅可以改善心肌微循环,使冠状动脉的供血量增加,还可以降低血液的高黏状态,从根本上改变冠心病的发作基础。由于心肌缺血、缺氧状态的改善,临床观察发现,针灸对心律失常也能起到一定的治疗和调整作用,临床常用针灸来治疗窦性心动过速和窦性心律不齐。患者在治疗期间应保证充足的睡眠,保持心情愉快,避免剧烈运动,忌烟酒,少食厚味肥甘,饮食宜清淡低脂。

腹痛的针灸疗法

腹痛,是指由各种原因引起的腹腔内外脏器的病变,而表现为腹部的疼痛。腹痛可分为慢性与急性两类。引发腹痛的原因极为复杂,包括创伤、穿孔、梗阻、出血、炎症、功能障碍及肿瘤等。腹痛可能是由胃肠消化器官如胆、肝、胰腺疾病,或泌尿生殖器官、妇科疾病等引起;轻微的腹痛多半是由消化不良等胃肠道疾病所引起的;无腹泻且持续性严重的腹痛可能是十分严重的疾病。腹痛的部位常为病变的所在,如结肠绞痛常位于下腹部,膀胱痛位于耻骨上部,小肠绞痛位于脐周,急性下腹部痛也见于急性盆腔炎症。

针灸疗法

1. **取穴** 中泉、关仪。

2. **定位**

中泉：位于腕背侧横纹中，在指总伸肌腱桡侧的凹陷处。

关仪：位于膝外侧中线，平腘横纹上 1 寸处。

3. **操作**　采用隔物灸。按隔物（生姜）灸法常规操作。每穴每次灸 5～10 壮，每日 1～2 次。

其他疗法

（1）艾叶适量，用醋炒热，布包敷于神阙穴及痛处。适用于寒痛、虚实痛。

（2）野菊花茎、叶适量，冷饭适量，共捣烂成饼状，外敷于神阙穴。适用于热性腹痛。

民间小偏方

- 生姜粥：生姜（打碎）15 克，放碗内，加入沸热粥，加盖片刻，加盐调味服食。适用于寒邪内阻型腹痛。
- 大黄蜜糖水：大黄 15 克，加沸水 200 毫升泡 15 分钟，加蜂蜜适量，代茶饮用。适用于湿热壅滞腹痛。
- 黄芪良姜糯米粥：黄芪 20 克，高良姜（研末）6 克，糯米 100 克，红糖适量。将黄芪与糯米煮成粥，再加入高良姜末及红糖煮片刻，趁热服食。适用于中虚腹痛。
- 干姜粥：干姜 3 克，高良姜 3 克，粳米 60 克。先煎干姜、高良姜取汁，去渣，再入粳米，同煮为粥。早晚各 1 料。适用于脾胃虚寒型腹痛。

腹痛的预防措施

（1）腹痛预防与调理主要是节饮食，适寒温，调情志。寒痛者要注意保温，虚痛者宜进食易消化食物，热痛者忌食肥甘厚味和醇酒辛辣，食积者注意节制饮食，气滞者要保持心情舒畅。

（2）预防运动时腹痛的发生，应避免精神紧张，充分做好准备活动，注意循序渐进，量力而行。此外，剧烈运动前，既不要吃得过饱，不要吃平时不习惯的食物，也不要饿着肚子参加运动，一般在饭后 1 小时后再进行运动为好。

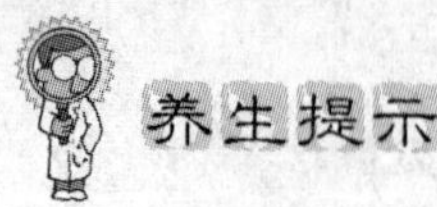

研究证明：针刺中脘能调节肠胃蠕动，如原来肠胃处于中等或较弱蠕动状态时，针刺中脘可使其增强。针刺手法大有讲究，若用强刺激能抑制胃蠕动；若用弱刺激，则可以促进胃蠕动。腹痛的发病原因较多，如果以针灸治疗效果不理想，则须及时去医院就医。

胃下垂的针灸疗法

胃下垂属内脏下垂的一部分，是指站立位时胃的位置下降，胃小弯最低点在髂嵴水平连线以下。胃下垂属胃无力症，多见于消耗性疾病患者及无力型体质者，如病久体弱者、瘦长无力体型者、腹部进行过多次手术有切口疝者、经产妇和长期卧床少动者。造成胃部下垂的原因主要是膈肌悬吊力不足，膈胃、肝胃韧带功能减退而松弛，以及腹内压下降及腹肌松弛等多方面的因素；另外，有些人也会因为体型或者体质等方面原因，使胃呈极低张的鱼钩状，形成胃下垂所见的无张力型胃。胃下垂病症可以直接影响患者的消化功能，根据症状的不同，胃下垂可以分为轻度、中度及中度。轻度胃下垂多无症状，患者无不适感觉；中度以上患者常出现胃肠动力差，消化不良的症状。

针灸治疗

1. 方法一

(1)取穴：建里。

(2)定位：建里位于上腹部，前正中线上，在脐中上3寸。

(3)操作：使用双针针刺法。取2根毫针，针尖并齐，同时刺入约1寸许，得气后捻转、提插，使针感由局部向四周扩散。留针 30 分钟，每隔 3 ~ 5 分钟大幅度捻转、提插 1 次。

2. 方法二

(1)取穴：脾俞、胃俞。

(2)定位

脾俞：位于背部，在第 11 胸椎棘突下，旁开 1.5 寸。

胃俞：位于背部，在第 12 胸椎棘突下，旁开 1.5 寸。与脐中相对应处即为第 2 腰椎，由第 2 腰椎往上摸 2 个椎体，即为第 12 胸椎，其棘突下缘旁开约二横指处为取穴部位。

(3)操作：采用艾炷灸，按艾卷温盒灸常规施术。每次选用 2 ~ 4 个穴位，每穴每次灸 15 ~ 30 分钟，每日施灸 1 次，10 次为 1 疗程。疗程间隔 5 ~ 7 日；或按温盒灸法常规施灸，每次选用 3 ~ 5 穴，多取俞穴，每次灸 15 ~ 30 分钟，10 次为 1 个疗程。疗程间隔 5 ~ 7 日。

3. 方法三

(1)取穴：百会、鸠尾。

(2)定位

百会：位于头部，在前发际正中直上 5 寸，或两耳尖连线的中点处。

鸠尾：位于上腹部，前正中线上，在胸剑结合部下 1 寸。

(3)操作：采用敷灸法。将附子 24 克，五倍子 18 克，蓖麻子仁 10 克捣烂，敷在百会及鸠尾穴上。

民间小偏方

• 合欢蒸猪肝：猪肝 150 克，合欢花 10 克。猪肝洗净后加食盐少许，合欢花洗净放碗中加水浸泡，将猪肝与合欢花一起放入碗中隔水蒸熟，佐餐食用。此方有健脾解郁、理气的功效。

• 茉莉玫瑰茶：陈皮 9 克，青茶 6 克，玫瑰花 6 克，茉莉花 6 克。用沸水冲泡 10 分钟，日常当做茶来饮用，每日 1 剂，不拘时饮用。此方有疏肝理脾的功效。

• 红参薯蓣肚：猪肚 1 只，火腿瘦肉 100 克，怀山药 300 克，红参 20 ~ 30 克，黄酒适量。火腿、怀山药、红参均切薄片，加适量黄酒浸润。猪肚洗净后用刀切开一小口，将火腿、怀山药、红参塞入肚内，用线扎好，放入砂锅，加水浸没，中火烧开，加1匙黄酒，改文火煨4小时，至肚烂为度。然后剖开肚，将火腿、怀山药、红参倒出，晒干或烘干，研末装瓶盖紧。每次3克，每日2次，饭后用开水吞服，或用肚汤送服，3个月为1个疗程。此方有补脾养胃的功效。

• 牛肚补胃汤：新鲜荷叶2张，牛肚1 000克。取一只煨汤砂锅，把荷叶垫置锅底，再将牛肚洗净放入，加水浸没。旺火烧沸后，改用中火烧半小时，取出，将牛肚切成条状或小块。再倒入砂锅内，加黄酒3匙，桂皮、茴香少许，小火慢煨2小时，然后加细盐1匙，胡椒粉、生姜少许，继续慢煨2~3小时，直至牛肚酥烂为度。牛肚佐餐食用，可用醋、酱油蘸食，牛肚汤每日2次，每次1小碗。此方有健脾消食，补中益气的功效。

饮食注意事项

1. **患者要少食多餐** 胃下垂患者消化功能较弱，过多的食物入胃，会滞留于胃内引起消化不良。所以，饮食调理的第一要求便是减少用餐量，增加用餐次数，每日4~6餐为合适。进餐的类别中宜多蔬菜，宜少主餐，每日可蒸一碗蛋花羹，喝一杯牛奶或吃几块饼干作为正餐的补充。

2. **吃饭时注意细嚼慢咽** 胃下垂患者的胃壁蠕动缓慢，张力较低，吃得太快会对胃造成很大的负担。另外，口腔对食物的咀嚼过程还会增强胃壁张力，反射性刺激胃的蠕动。细嚼慢咽有利于消化吸收及促进排空速度和增强胃蠕动，缓解腹胀不适。

3. **避免胃肠刺激** 若食物质地偏硬或干硬，如蚕豆、花生、牛排、炸丸子等，不仅难消化，还会损伤胃黏膜而使胃炎发生率增高，因此，平时所吃的食物应清淡、细软、易消化。主食应以软饭为佳，少吃生冷蔬菜。刺激性强的食物如辣椒、姜、过量酒类、咖啡、可乐及浓茶等，可使胃下垂患者的反酸、烧心症状加重，影响病情改善，故而这些食物应尽量少吃少喝，有所限制。

4. **营养均衡** 胃下垂患者大多肌力和体力都很弱，加之消化吸收不好，容易产生机体营养失衡，故较正常人更易感到精神不振和疲劳，因此，患者要注意在少量多餐的基础上力求使膳食营养均衡，蛋白质、脂肪、糖三大营养物质比例适宜。

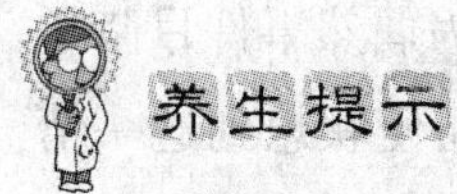

针灸之法对治疗胃下垂有较好的疗效，患者在治疗期间应该戒烟酒，禁辛辣、肥甘刺激之品，宜食营养丰富、易消化的食品。不要参加剧烈活动和重体力劳动，特别是进食后。饭后散步，有助于该病的康复。勿暴怒，勿郁闷，保持乐观情绪。要耐心坚持治疗、食物调理和康复锻炼，增加战胜疾病的信心。

神经性呕吐的针灸疗法

神经性呕吐指一组故意诱发或自发反复呕吐的心理障碍。神经性呕吐不影响下次进食的食欲，常与内心冲突、心理紧张、心情不愉快有关，无器质性病变，可有减轻体重和害怕发胖的想法，但由于总的进食量不减少，所以体重无明显减轻。部分患者具有癔症性人格，表现为易受暗示、好表演、自我为中心等。

针灸疗法

1. **取穴**　涌泉。

2. **定位**　涌泉在足底，位于足前部凹陷处第2、3趾趾缝纹头端与足跟连线的前1/3处，为全身腧穴的最下部，乃是肾经的首穴。

3. **操作**　点燃艾条，左右手各持1根，分别对准两侧涌泉穴，距皮肤2～3厘米处，连续灸1小时以上。

引发病症的常见病因

(1)情绪混乱。导致的因素繁多，如强烈的刺激，突然与父母亲分离，亲人死亡等。

(2)对感到憎恶或不愉快事件和经验的反应。如某人因为偶然事件目睹了一场车祸，看到了遇难者迸出的脑浆后，每次看到豆腐类食品便联想到这一情景而发生呕吐。

(3)精神紧张过度。如遇到各类考试，尤其是有些女孩，显得特别紧张，且过去有发作史。

(4)作为反对父母的一种手段。当父母强迫孩子去做他们不愿做的事情或当受到过度刺激时，有些孩子以呕吐作为反抗方式。

神经性呕吐的治疗及预防

(1)主要依靠发现与解决不良的心理因素，药物的对症治疗作用较小。

(2)对患儿应合理安排生活，包括饮食制度，加强体育锻炼和增加生理睡眠时间。周围人不要过分注意孩子的呕吐症状，应避免在孩子面前表现得紧张和顾虑，以提高其治疗的信心。

(3)严重的患儿可出现反复呕吐，引起营养不良，身体虚弱，甚至水、电解质紊乱，因此必须注意神经性呕吐患儿的全身营养状况，保持水电解质平衡。此外，小剂量氯丙嗪可达到镇静止吐的作用。

(4)神经性呕吐又称心因性呕吐，可以看作是精神因素的躯体反应。本病患儿性格缺陷明显，不少患儿具有癔症性格：自我为中心，暗示性强，常在不良心理因素作用下发病，女孩多见。

(5)临床表现为反复餐后呕吐，严重时可呈喷射状，一般无恶心，呕吐亦不费力气，呕吐量多少不等，特点是不影响食欲和体重，不呕吐时依然活跃如常，体检和辅助检查结果显示没有任何器质性疾病的表现。可见于任何年龄，甚至是婴幼儿。

神经性呕吐的护理方法

(1)饮食宜定时定量，不宜太饱，食物宜新鲜、卫生。不要过食辛辣、熏烤和肥腻的食物。

(2)哺乳不宜过急，以防吞进空气。哺乳后可抱正婴儿身体轻拍背部，使吸入的空气得以排出。

(3)呕吐较轻者，可以进食易消化的流质食物，宜少量多次进食。呕吐较重者，应该暂时禁食。

(4)呕吐时要让患儿侧卧，以防食物呛入气管。

(5)给小儿服药时药液不要太热，服药宜缓，可采用少量多次服法，必要时可服一口，停一会儿，然后再服。

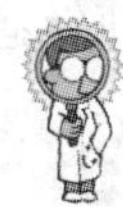

养生提示

对涌泉穴每次的艾灸时间超过 1 小时，一般 1 次便可见效，连续 3～5 次可治愈顽固性呕吐。对涌泉进行悬灸，不仅能温肾暖脾，还有降胃之逆气的效用，故随用随应。患者在治疗期间应该保持心情愉快，懂得学会调节自己的情绪，避免受到过大刺激，适当参加锻炼，增强体质。

急、慢性胃炎的针灸治疗

胃炎是胃黏膜炎症的统称，指任何病因引起的胃黏膜炎症，分为急性和慢性两类，是临床常见病之一。其主要临床表现为痞满、呕吐、胃脘痛。属中医学“痞满”、“呕吐”、“胃痛”范畴。急性胃炎常见的为糜烂性和单纯性两种。前者以消化道出血为主要表现，有黑粪和呕血；后者以疼痛、呕吐、厌食、恶心和上腹不适等为主要表现。慢性胃炎通常又可分为浅表性胃炎、肥厚性胃炎和萎缩性胃炎。慢性胃炎病程迁延，大多无明显症状和体征，一般仅见饭后嗳气、泛酸、饱胀、无规律性腹痛等消化不良症状。引发本病的原因很多，如饮食不当、细菌和病毒感染、药物刺激等。

针灸疗法

1. **取穴**　中脘。

2. 定位 中脘位于上腹部，前正中线上，当脐中上 4 寸。

3. 操作 用2.0～2.5 寸毫针垂直刺入，进针约1.2～1.5 寸深。当出现酸、麻、胀、沉等得气的感觉后，将针退至皮下，扳倒针体用横刺的角度向上脘穴透刺，使针感向剑突部放散；复将针退至皮下，掉转方向，透刺建里穴，使针感向脐周围传导；再将针退至皮下，向左右两侧横刺，直透阴都穴及梁门穴，使针感向上腹部和两胁下放散。

其他疗法

1. 耳针

（1）处方：肝、神门、脾、胃、交感。

（2）方法：每次取 3～4 穴，常规消毒后用毫针强刺激或中等刺激；或用耳穴压丸法，两耳交替使用。

2. 穴位注射

（1）处方：上脘、中脘、脾俞、胃俞、足三里、上巨虚、下巨虚。

（2）方法：取用 3～4 穴，选用川芎、黄芪、当归等中药注射剂，隔日 1 次，每穴每次可注射液 1～2 毫升，10 次为 1 个疗程。

急、慢性胃炎的症状

（1）急性胃炎系由不同病因引起的胃黏膜急性炎症。病变严重者可累及黏膜下层与肌层，甚至深达浆膜层。临床上按病因及病理变化的不同，分为急性单纯性胃炎、急性糜烂性胃炎、急性腐蚀性胃炎、急性化脓性胃炎，其中临床上以急性单纯性胃炎最为常见，而由于抗生素广泛应用，急性化脓性胃炎已罕见。

（2）导致急性胃炎的因素很多，有化学或物理的刺激，也有细菌或其毒素引起。化学刺激主要来自烈酒、浓茶、咖啡、香料及药物（如水杨酸盐制剂、消炎痛、保泰松、糖皮质激素等），其中急性腐蚀性胃炎多是由吞服强酸、强碱及其他腐蚀剂所致；物理刺激如过热、过冷、过于粗糙的食物及 X 射线照射等，均会损伤胃黏膜，引起炎症性改变；而进食细菌或其毒素污染的食物，也是导致急性胃炎最常见的病因之一。

（3）急性胃炎的临床表现常轻重不等，但发病均急骤。轻者仅有腹痛、恶心、呕吐、消化不良；严重者可有呕血、黑粪，甚至脱水以及中毒、休克等。

(4)急性胃炎的治疗可根据病因和临床表现做针对性处理。其中急性单纯性胃炎病情较短，具有自限性；其他各型急性胃炎经治疗后，不留下任何后遗病变，但急性腐蚀性胃炎病程严重，后期可出现食管、胃幽门等部位的狭窄。

(5)慢性胃炎是以胃黏膜的非特异性慢性炎症为主要病理变化的慢性胃病，病变可局限于胃的一部分，也可弥漫到全胃。临床表现缺乏特异性，症状轻重与胃黏膜的病变程度并非一致。大多数患者常无症状或有程度不同的消化不良症状，如上腹不适和疼痛、恶心呕吐、食欲减退、餐后饱胀、反酸嗳气等。胃黏膜糜烂出血者伴呕血、黑便。萎缩性胃炎患者可有胃酸减少、消化不良、消瘦、贫血、舌炎、腹泻等，个别患者伴黏膜糜烂者上腹痛较明显，并可有出血。

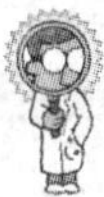

养生提示

用针灸之法来治疗急慢性胃炎效果均较好，尤其是对消除胃部饱胀、恶心、疼痛、呕吐等临床症状效果更是立竿见影。由于慢性胃炎，尤其是慢性萎缩性胃炎，病情多虚实夹杂，病程多较长，需较长时间的治疗。胃病重在养护，患者在治疗期间一定要注意饮食调养，不吃辛辣刺激性及生冷食物，保持乐观的情绪，起居有规律，养成细嚼慢咽的进食习惯，不可暴食暴饮。

急、慢性肠炎的针灸疗法

由病毒、真菌、细菌和寄生虫等引发的结肠炎、小肠炎和胃肠炎，统称为肠炎。其中以细菌引起者尤其多见，最常见的是痢疾杆菌，其次为空肠弯曲菌和沙门菌。少数肠炎病因不明。此外，生活不规律和压力过大、精神过度紧张也会引发肠炎。肠炎的临床表现主要有恶心、呕吐、腹痛、腹泻、大便稀薄甚至如水状，或出现黏液脓血。

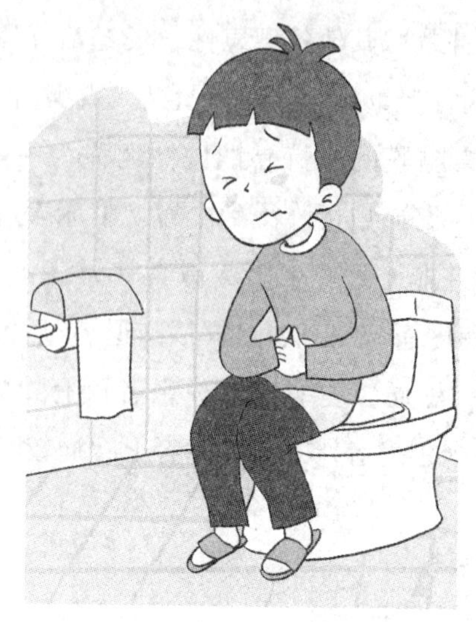

针灸疗法

1. **取穴** 神阙。

2. **定位** 神阙位于腹中部,在肚脐中央。

3. **操作** 采用隔姜灸法。取适量精盐敷于神阙穴上,标准为填满脐窝为宜。上置1片0.3厘米厚鲜姜,以针穿数孔,置1枚大艾炷,点燃施灸,燃尽更换艾炷。每次灸10壮,每日灸1次。灸治过程中需注意,谨防烫伤,如感觉过热,可将姜片连同艾炷向旁边稍作移动,或向上略微提起,或是添加食盐或加厚姜片;如发现姜片已被灸焦干,要及时更换姜片。灸治时,不必过于在意灸了多少壮,主要以患者腹内是否感觉温暖、舒适,脐部周围皮肤是否潮红为观察指标,如已达到,即为“恰到好处”,否则,不计壮数,可继续灸治。

其他疗法

1. **耳针**

(1)处方:肾、胃、肝、脾、小肠、大肠、交感。

(2)方法:每次选用2~3穴,结合寻找敏感反应点,常规消毒后用毫针强刺激或中等刺激,或用耳穴压丸法,两耳交替使用。

2. 穴位注射

(1)处方：中脘、天枢、脾俞、足三里、大肠俞、上巨虚。

(2)方法：取用3～4穴，选用黄芪、川芎、当归等中药注射剂，隔日1次，每穴每次可注射药液1～2毫升，10次为1个疗程。

急、慢性肠炎的预防

慢性结肠炎的自我保健是预防复发、根治该病的关键所在。

(1)慢性结肠炎患者多身体虚弱、抵抗力差，尤其胃肠道易并发感染，因而更应注意饮食卫生，不吃生冷、坚硬及变质的食物，禁酒及刺激性强的调味品。

(2)慢性结肠炎患者还应密切观察自己对各种食品的适应性，注意个体差异，如吃一些食品后腹泻加重，就要找出原因，摸索规律，以后尽量不要食用。

(3)患者平常应加强锻炼，如打太极拳，可以强腰壮肾，增强体质。

(4)注意腹部保暖。

(5)避免受凉，控制情绪。另外，本病在发作期、缓解期不能进食豆类及豆制品、麦类及面制品，以及大蒜、韭菜、洋山芋、皮蛋、卷心菜、花生、瓜子等易产气食物。因为一旦进食，胃肠道内气体增多，胃肠动力受到影响，即可诱发本病，甚至加剧症状。

(6)柿子、石榴、苹果等都含有鞣酸及果胶成分，均有收敛止泻作用，慢性结肠炎患者可适量食用。

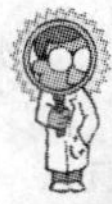

养生提示

针灸能温肾补阳，调整胃肠道功能，从根本上改变结肠炎患者的发病因素。它不但能有效地缓解肠炎尤其是溃疡性结肠炎患者的腹泻、腹痛、恶心、呕吐等症状，还能很快使大便性状正常。在溃疡性结肠炎的缓解期，运用针灸疗法调理脏腑功能，扶助正气，可有效减少其发作次数。在治疗期间，患者应该注意休息及饮食调养，避免外感风寒及情绪过度紧张，忌食辛辣及生冷等刺激性食物，饮食易清淡、易消化。

单纯性便秘的针灸疗法

便秘是指患者大便次数减少,大便间隔时间较长,一日或者数日不排便,或有便意但是排便艰难,排出大便干结坚硬、肛门肿痛并多伴有腹部不适的症状。引起便秘的原因较多,如年轻的上班族长时间坐班,缺乏足够的运动锻炼,偏好过于精细的饮食,不喜吃蔬菜、水果等导致的纤维素缺失等,会导致人体大肠动力不足,消化缓慢,从而使排泄物滞留肠腔内排出困难;老年人因为身体较为孱弱,也容易引起便秘;另外,喜食辛辣厚味之物、过度肥胖及多次妊娠的人也容易患便秘。

针灸疗法

1. **取穴** 支沟。

2. **定位** 支沟在前臂背侧,当阳池穴与肘尖的连线上,腕背横纹上 3 寸;伸臂俯掌,尺骨与桡骨之间,与间使穴相对处取穴。

3. **操作** 直刺,得气后留针 20 ~ 30 分钟,留针期间间歇运针,以保持得气状态。

其他疗法

1. 耳针

(1)处方:肾、肝、脾、大肠、直肠、神门。

(2)方法:每次取 3 ~ 4 穴,常规消毒后用毫针中等刺激,或用耳穴压丸法,两耳交替使用。

2. 穴位注射

(1)处方:天枢、脾俞、足三里、上巨虚、大肠俞。

(2)方法:选用川芎、黄芪等中药注射剂,每次每穴可注药液 1 ~ 2 毫升,隔日或每日 1 次,10 次为 1 个疗程。

民间小偏方

• 香油35毫升，蜂蜜65克。蜂蜜和香油冲调后，用沸水调，温服。每日早晚各1次。

• 取黑木耳6克，煮烂，加2匙蜂蜜，调服，每日2～3次。此方有助于治疗习惯性便秘。

• 去皮鲜荸荠10个，鲜空心菜250克，洗净放入锅内，加水适量煎煮熟烂，加少量食盐调味，佐餐食。

• 松子300克，炒熟，加水适量和白糖500克，用小火煎煮成糊状，冷却后装入瓶中，每次1汤匙，空腹开水冲服，每日2次。

• 鲜白萝卜1 000克洗净后，切碎捣烂，置消毒纱布中挤汁，加少量蜂蜜调味，空腹服，每日1次。

• 香蕉2只，去皮加冰糖适量，放入锅内隔水蒸，每日2次，连吃数日。

• 粳米100克，新鲜菠菜100克。洗净菠菜放滚水中烫熟，取出切碎；粳米煮粥，粥成后将菠菜放入，煮沸拌匀即可食用，日服2次。

预防措施

(1)避免进食过少或食品过于精细，因缺乏残渣会对结肠运动的刺激减少。

(2)避免排便习惯受到干扰。由于精神因素、生活规律的改变、长途旅行过度疲劳等未能及时排便的情况下，易引起便秘。

(3)避免滥用泻药。滥用泻药会使肠道的敏感性减弱，形成对某些泻药的依赖性，造成便秘。

(4)合理安排生活和工作，做到劳逸结合。适当的文体活动，特别是腹肌的锻炼有利于胃肠功能的改善，对于久坐少动和精神高度集中的脑力劳动者更为重要。

(5)养成良好的排便习惯，每日定时排便，形成条件反射，建立良好的排便规律。有便意时不要忽视，及时排便。排便的环境和姿势尽量方便，免得抑制便意、破坏排便习惯。

(6)建议患者每天至少喝6杯250毫升的水，进行中等强度的锻炼，并养成定时排便的习惯(每天2次，每次15分钟)。睡醒及餐后结肠的动作电位活动增强,将粪便向结肠远端推进,故晨起及餐后是最易排便的时间。

(7)及时治疗肛裂、肛周感染、子宫附件炎等疾病,泻药应用要谨慎,不要使用洗肠等强烈刺激方法。

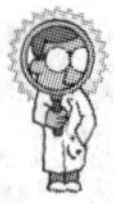

养生提示

针灸对治疗单纯性便秘有较好的效果,其可以促进胃肠蠕动,使大便易于排出。患者需要重视便秘发生的原因,若是因器质性疾病所导致的便秘,需对原发病进行针对性的治疗。劳逸结合,合理安排工作与生活,适当参加体育锻炼,养成每天定时排便的习惯。多食富含维生素的食物和新鲜的蔬菜水果,忌食辛辣食物。

晕厥的针灸疗法

晕厥又称错腋,是大脑一时性缺氧、缺血引起的短暂的意识丧失。晕厥与昏迷和休克不同:昏迷的意识丧失时间较长,恢复较难;休克早期无意识障碍,周围循环衰竭征象较明显而持久;晕厥可由于心输出量的明显减少,或心脏瞬时停搏,大循环中周围血管阻力下降而产生。对晕厥患者不可忽视,应及时救治。晕厥是临床常见的综合征,具有致残甚至致死的危险,表现为突然发生的肌肉无力,意识丧失及不能直立。晕厥有一定的发病率,甚至在正常人群中也可能出现。由于存在多种潜在病因,发作多呈间断性,同时缺乏统一的诊疗标准,部分晕厥病例涉及多个学科且不易诊断。

针灸疗法

1. **取穴**　人中。

2. **定位**　人中是一个重要的急救穴位，位于人体上唇外面中线浅沟的中点，上嘴唇沟的上 1/3 与下 2/3 交界处，为急救晕厥要穴。

3. **操作**　用 1 寸毫针向上斜刺 0.3 ~ 0.5 寸，到达肌层后，行小幅度提插大幅度捻转，得气后微提针向上沿皮下透刺，大幅度提插捻转行泻法。

引起晕厥的 5 大原因

1. **心源物晕厥**　由于心肌梗死、心律失常等原因引起心搏出量急骤降低所致，特别常见于室性阵发性心动过速，房室传导阻滞等。

2. **反射性晕厥**　这是一种常见的晕厥，主要分为以下三种：①由于迷走神经张力增高；②体位性晕厥，多在卧位转成直立时发生；③颈动脉窦过敏性晕厥。

3. **排尿性晕厥**　在排尿时或排尿后突然发生，多见于男性，尤易于憋尿过长或夜间起床排尿时出现。

4. **脑源性晕厥**　由于血管运动中枢本身受损或颅内外脑血管病变引致的晕厥。

5. **其他晕厥**　常见于有慢性阻塞性肺部疾病或伴有肺气肿者。

临床表现

(1)晕厥发生于坐位或直立位，且有明显诱因者，考虑血管抑制性晕厥(单纯性晕厥)或体位性低血压。前者多由于情绪紧张、恐惧、疼痛、疲劳等引起，晕厥前常有短时的前驱症状；后者多发生于持久站立或久蹲后突然起立，某些体质虚弱者或服用降压药后，多无前驱症状。

(2)突然转头或衣领过紧诱发晕厥，伴有抽搐、心率减慢、血压轻度下降者，考虑颈动脉窦综合征。

(3)在剧烈咳嗽之后或睡中醒来排尿时发生晕厥，考虑咳嗽或排尿性晕厥。

(4)晕厥发生于用力时，考虑重症贫血、主动脉瓣狭窄或原发性肺动脉高压症。

(5)晕厥伴有心律失常、发绀、苍白、心绞痛者，考虑心源性晕厥，如急性心源性脑缺血综合征、完全性房室传导阻滞、阵发性心动过速、心房纤颤、心室纤颤、心脏骤停、心肌梗死等；若反复发生晕厥或癫痫样抽搐，并有二尖瓣狭窄征象者，应考虑左房黏液瘤或左心房巨大血栓形成，其晕厥常发生于体位改变时。

(6)晕厥伴有肢体麻木、偏瘫、偏盲、语言障碍等症状者，考虑一过性脑缺血发作。

(7)晕厥伴有失眠、多梦、健忘、头痛病史者，考虑神经衰弱、慢性铅中毒性脑病。

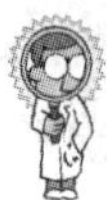

养生提示

针灸对因外伤剧痛或情绪激动引起的晕厥疗效较好，也可以作为临时急救其他原因引起的晕厥的措施。急救时应迅速使患者平卧，松解衣扣使其保持呼吸通畅，注意不要让患者受凉。针灸急救同时行全面检查，应详问病史，积极诊断和治疗原发病。

中暑的针灸疗法

中暑是指在热辐射和高温的长时间作用下，人体体温调节障碍，水、电解质代谢紊乱及神经系统功能损害的症状总称。根据发病机制和临床表现不同，通常将中暑分为热(日)射病、热衰竭和热痉挛。上述三种情况可交叉重叠，也可顺序发展。热射病是一种致命性疾病，病死率较高。2010 年 7 月，“中暑”被列入了国家法定职业病目录。

针灸疗法

1. **取穴**　大椎。

2. **定位**　大椎位于在背部正中线上，在第7颈椎棘突下凹陷处。

3. **操作**　采用点刺拔罐法。用三棱针对准大椎穴快速点刺放血，并迅速拔上火罐，使出血3～5毫升，留罐10～15分钟，小儿留罐时间略微减少。

其他疗法

1. **耳针**

（1）处方：心、神门、耳尖、交感、肾下腺、皮质下。

（2）方法：取2～3穴，结合耳部敏感点，常规消毒后用毫针中等刺激或强刺激，间歇行针，耳尖采用点刺放血法。

2. **刺络放血**

（1）处方：十宣、耳背静脉。

（2）方法：点刺腧穴所在部位血络出血，委中、曲泽处可加用拔罐法。

饮食注意事项

一旦出现大量出汗、头晕、头痛等中暑表现时，除了采取相应的急救措施外，还应该在饮食上注意。

1. **不食油腻荤腥食物**　尽量少食如牛排、肥猪肉、奶酪、羊肉等厚腻荤腥食物，以免使胃肠的消化负担加重，同时这类食物也易碍脾酿湿，使病情加重。

2. **不食刺激辛辣食物**　中暑患者由于出汗太多，阴液不足，脱水太过，而进食辛辣燥热的食物，如辣椒、花椒、胡椒等反而更加产热伤津耗液，使体内的水分更加不足，使患者的症状进一步加重。

3. **不食或少食温热助阳的食物**　如公鸡肉、牛肉、羊肉、狗肉等也最好不吃或少吃。

4 **少食生冷瓜果**　一些生冷瓜果在这个时候也要少吃，因为中暑患者大多脾胃虚弱，大量食用寒性食物和生冷食物会进一步损伤脾胃阳气，重者会出现腹痛、腹泻等症状。

预防及急救措施

中暑是夏季常见的急发病,如果平时多加预防,可以大大降低发病率,预防中暑需要注意几点。

1. **充足的睡眠** 为达到防暑的目的,一定要合理安排休息时间,保证足够的睡眠才能保持充沛的体能。

2. **科学合理的饮食** 吃大量的水果、蔬菜及适量的脂肪和动物蛋白质,切忌过度节食,应补充体能消耗。

3. **做好防晒措施** 室外活动要避免阳光直射头部,避免皮肤直接吸收辐射热,着衣宽松,戴好帽子。

4. **合理饮水** 每日饮3~6升水,以含0.3%~0.5%的氯化钠为宜。避免大运动量前后以及饭前饭后大量饮水。

另外,平时要多加锻炼,加强自身的耐热锻炼,提高体温调节功能,可有效地防止中暑和其他热证发生。

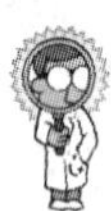

养生提示

针灸可作为治疗中暑的应急治疗措施,对中暑先兆疗效显著,若患者症状比较严重,则需要采取综合治疗。对中暑者应立即将其转移到阴凉通风处,平卧并松解衣扣,补充清凉含盐饮料。本病重在预防,及时补充体内的水分,多饮用淡盐开水,高热环境中不宜工作时间过长,降低居处温度,避免太阳直晒。

神经衰弱的针灸疗法

神经衰弱是一类精神容易兴奋,常有情绪烦恼,脑力容易疲乏和心理生理症状的神经症性障碍，为一种心理疾病。神经衰弱是由于大脑神经活动长期处于紧张状态，导致大脑抑制功能失调与兴奋而产生的一组以情绪不稳定、精神易兴奋等症状为特点的神经功能性障碍。

针灸疗法

1. **主穴** 百会、神庭、神门、三阴交、四神聪。

2. **配穴** 心脾两虚者配脾俞、心俞、足三里；阴虚火旺者配心俞、太溪、肾俞；肝火上扰者配肝俞、太冲、丘墟；痰热内蕴者配丰隆、中脘、足三里。另外，心悸胸闷者配劳宫、内关；便溏、便秘者加气海、天枢；尿急、尿频者配关元、阴陵泉；月经不调者配地机、肾俞。

3. **操作** 每次选取3～5穴，根据证候虚实，毫针刺用泻法、补法或平补平泻法，虚则补之，实则泻之，对有寒象或气虚者可加用温针灸或其他灸法。艾条灸每穴可灸5分钟。艾柱灸每穴可灸3～5壮，每日或隔日灸1次。

其他疗法

1. 耳针

(1)处方：肾、肝、心、脾、脑干、神门、交感、皮质下。

(2)方法：每次取3～4穴，结合耳部敏感点，常规消毒后用毫针强刺激或中等刺激；或用耳穴压丸法，两耳交替使用。

2. 穴位注射

(1)处方：脾俞、心俞、肾俞、足三里、厥阴俞、三阴交等。

(2)方法：用黄芪、天麻、当归等中药注射剂，或胎盘注射液，每日1次，每穴每次可注射药液1～2毫升，10次为1个疗程。

民间偏方

• 鲜马尾松叶60克，生玉竹30克，制黄精30克，制何首乌、旱莲草、女贞子、钩藤各30克，决明子9克，川芎3克。以水煎服，每日1剂，早晚服。本方适用于神经衰弱。

• 生白芍12克，厚朴花、合欢花、滁菊花、佛手花各9克，玫瑰花4.5克，炙甘草3克。水煎服，每日1剂，分2次服。本方对初期神经衰弱者比较有效。

• 炒决明子、菊花若干,代茶泡服。本方止眩、止痛、明目,适用于神经衰弱。

• 何首乌15~30克,或加合欢皮、络石藤各15克。水煎服,每日1剂,每晚服用。本方养脑安神,补肝肾,对神经衰弱者比较有效。

• 菠菜100克,海米50克,干蛤士蟆油25克,另有葱姜汁、精盐、味精、鸡汤。温水将干蛤士蟆油泡开,择出黑线洗净,用开水氽出切丁;将菠菜洗净切段,开水略烫一下;坐锅,放鸡汤,放入蛤土蟆油丁、葱姜汁、精盐、海米烧开,撇净浮沫,撒上味精、菠菜即成。本方补肾益精,养阴润肺,适用于神经衰弱、精力不足者。

饮食注意事项

人体大脑需要的营养物质,除了蛋白质、糖类、氧气、脂类和水分以外,其他微量元素以及维生素也是不可缺少的,因此,神经衰弱患者在饮食疗法方面应注意多吃些对脑部有营养的食物。

1. **多吃些富含蛋白质的食物**　如羊肉、牛肉、牛奶、瘦猪肉、鸭、鸡、鱼、蛋类及豆制品等。脑细胞35%由蛋白质构成,就其脑功能来说,蛋白质是大脑神经细胞抑制和兴奋过程的基础,人的记忆、语言、运动、感觉等无不和脑神经细胞的抑制和兴奋有关。

2. **多吃些富含脂类的食物**　如蛋黄、黄油、鱼类、玉米、猪脑、大豆、羊脑、芝麻油、动物肝脏、核桃及花生等。脂类是构成脑组织的重要物质,其含量比身体其他器官都丰富,其中卵磷脂含量最多。服用大量卵磷脂,可改善脑功能,增强记忆力,能较好地治疗神经衰弱。

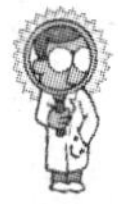

养生提示

面对神经衰弱,患者首先要有战胜疾病的决心和信心,不要有太多的思想顾虑,平时要经常进行适度的体育锻炼。神经衰弱患者的主要症状通常是失眠,因此,如果解决了失眠的问题,其他问题也就相应地变得容易处理了。

泄泻的针灸疗法

泄泻，亦称“腹泻”，是指排便次数增多，粪便稀薄，甚至泻出如水样。泄泻是临床上常见的症状，其主要原因是由于脾胃运化功能失调，湿邪内盛所致。它可包括现代医学胃、肠、肝、胰腺等疾病引起的腹泻，如肠结核、急慢性肠炎、食物中毒、胃肠神经官能症等。夏、秋两季为高发季节，春、冬两季也时有发生。临床上一般将腹泻分为慢性腹泻与急性腹泻两类，前者一般是指腹泻超过2个月者，而后者是指腹泻呈急性发病，历时较短暂。

针灸疗法

1. **取穴**　天枢。
2. **定位**　天枢位于腹中部，脐中旁开2寸。
3. **操作**　垂直进针1.0～1.2寸，得气后用温针灸法，连续3～5壮。

民间小偏方

● 野鸡肉馅馄饨治泄泻：怀山药50克，选用适量的野鸡肉、面粉、盐、姜、葱、花椒粉。剁野鸡肉呈肉泥，放入花椒粉、葱姜末及盐，搅拌均匀，成馄饨馅。面粉加水和面擀成馄饨皮，包馅备用。怀山药放入锅中加水煮沸5～10分钟，下馄饨煮熟。此方有补益脾胃的功效，不过此方不宜与木耳、核桃同食。

● 乌鸡治脾虚滑泄：苹果2个，豆蔻50克，乌鸡1只。将乌鸡洗净，苹果及豆蔻烧灰存性，纳入鸡腹内，扎紧煮熟。空腹吃。此方温中补虚，有治脾虚滑泄的功效。

● 榛子仁治脾虚泄泻：红枣、榛子仁各适量。炒榛子仁至焦黄并研细成末。每次1汤匙，每日早晚各1次，空腹以红枣汤送服。此方有补脾胃益气的功效，可以用来治疗身倦无力、脾虚泄泻。

● 鲫鱼羹醒脾暖胃止腹泻：大鲫鱼1 000克，陈皮10克，缩砂仁10克，胡椒

10克，泡辣椒10克，荜茇10克，大蒜2头，盐、葱、酱油各适量。洗净鲫鱼，去鳞和内脏，在鱼腹内装入泡辣椒、胡椒、砂仁、荜茇、酱油、陈皮、蒜、葱、盐备用。锅内放入油烧热，将鲫鱼放锅内煎，再加水适量，炖煮成羹即成。空腹食之。此方有温中祛寒的作用，可以用来治疗脾胃虚寒之慢性痢疾、慢性腹泻等。

饮食注意事项

中医认为泄泻多见于大小肠和脾胃疾病，一般来说，急性泄泻与感受湿邪有关。慢性泄泻则由于脾虚失运、食物不能化为精微，水湿内蕴而致。急性期进食淡面汤、米汤、茶水、果汁，好转时可食少渣、少油半流质，如稀粥、细挂面，泄泻止后加新鲜瘦肉末、蛋羹、菜泥软饭；慢性泄泻时要加食有健脾作用的食品，如扁豆、山药、蛋、动物肝脏等，忌生冷瓜果、辛辣、油腻厚味及坚硬难消化之食物。

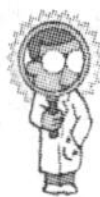

养生提示

针灸治疗急慢性泄泻效果较好，但对由恶性病变或严重失水所引起的腹泻，则应采用综合性治疗方法。注意饮食卫生，不吃腐败变质食物，不喝生水，不暴饮暴食等。泄泻患者饮食要清淡易消化，不宜吃肥腻、冷、甜的食物。某些食物进食后会引起泄泻者，应忌食。慢性泄泻患者应增强体质，加强锻炼，如太极拳、气功、体操等。

呃逆的针灸疗法

呃逆即打嗝，指气从胃中上逆，喉间频频作声，声音短而急促。呃逆是生理上一个常见的现象，是由膈肌痉挛收缩引起的。它每次平稳地收缩，我们的肺部便吸入一口气。由于它是由脑部呼吸中枢控制，膈肌会有规律地活动，我们的呼吸是可以完全自主运作的，我们也不需要时常记着怎样呼吸。打嗝时，横膈不由自主地收缩，空气被迅速吸进肺内，两条声带之中的裂隙骤然收窄，因而引起奇怪的声响。大部分打嗝现象都是短暂性的，部分人会持续地打嗝。

针灸疗法

1. **取穴**　天突。

2. **定位**　天突位于颈部，当前正中线上，胸骨上窝中央。

3. **操作**　采用灯火灸法。取1根粗灯心草，蘸以食油或桐油，在酒精灯上点燃，迅速在天突穴烧灸，当灸及皮肤时可听到轻微的“啪”声，灸后大部分灯火即灭，灸灼部位可出现轻微的火灼焦点。

饮食注意事项

1. **进餐时不要喝太多的水或饮料**　如果胃里有太多的饮料，将会冲淡胃里的消化液，消化液浓度越低，打嗝就会越严重。

2. **避免喝过热的饮料或汤**　饮料或汤的蒸汽会带着大量的空气进入体内，为了尽快让东西冷却，这样也会把大量空气吸入体内，引发呃逆。

3. **避免张大嘴吸入大量的空气**　当你处于精神压力大的状态时，身体对氧气的需求就会增加，容易引起打嗝。

4. **吃饭要细嚼慢咽**　进食速度不要太快，因为匆匆忙忙进食的时候，会吸入很多空气，引起打嗝，这也是很多人会在快餐店用餐后打嗝的原因。

5. **吃饭时最好不要说话**　说话的时候也可以将大量的空气带入胃中，如果已出现打嗝，可以尽量地憋气，在打嗝间隙把食物吞下。如此2～3次，然后，深呼吸一下，接着再重复前述动作。

6. **注意胃部异常**　如果打嗝时，胃有异味且发出咕噜咕噜声，应找医生求治，因为这样的嗝可能与肝、肠、胃、胆囊等疾病有关。

民间小偏方

（1）分散注意力，消除不良刺激及紧张情绪。

（2）先深吸一口气，憋住，尽量憋时间长一些，然后呼出，反复进行几次。

(3)喝开水,特别是喝稍热的开水,喝一大口,分次咽下。

(4)洗干净手,将示指插入口内,轻轻刺激咽部。

(5)将混合气体装入塑料袋中吸入,混合气体中含10%二氧化碳和90%氧气。

(6)嚼服生姜片。

(7)将生韭菜洗净,榨出菜汁后口服。

(8)柿饼的蒂或新鲜柿子20个,煎水成100毫升,分2次口服,也可酌情加韭菜籽同煎。

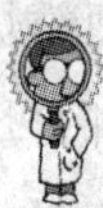

养生提示

针灸对呃逆疗治疗效果显著,多数都可以做到手到病除,针到呃止。呃逆消失后,应及时到医院查明并治疗引起呃逆的原发病。

阳痿的针灸疗法

阳痿是以阴茎勃起不坚,或不能勃起,或坚而短暂,不能进行性交为主要表现的疾病。勃起功能障碍是指在准备性交时,阴茎勃起硬度不足以插入阴道,或阴茎勃起硬度维持时间不足于完成满意的性生活。大约有50%的成年男性有勃起功能障碍。男性性功能障碍包括勃起功能障碍,性高潮、性欲减退和阴茎疲软等,其中勃起功能障碍是最常见的男性性功能障碍。

针灸疗法

1.方法一

(1)主穴:命门、关元、肾俞、三阴交。

(2)配穴选择:肝郁者配曲泉;痰湿者配足三里、丰隆;湿热者配阴陵泉、白环俞。

(3)定位

命门:在第2腰椎棘突凹陷中。

关元:在脐中下3寸。

肾俞:在腰部第2腰椎棘突下旁开1.5寸。

三阴交:在内踝窝点上3寸。

曲泉:在膝内侧,屈膝,当膝关节内侧面横纹内侧端,股骨内侧髁的后缘,半腱肌、半膜肌止端的前缘凹陷处。

足三里:在小腿外侧,距胫骨前缘一横指,犊鼻穴下3寸。

丰隆:在小腿前外侧,当外踝尖上8寸,条口外,距胫骨前缘二横指(中指)。

阴陵泉:位于胫骨内侧踝后下方。取坐位,用拇指沿小腿内侧骨内缘(胫骨内侧)由下往上推,至拇指抵膝关节下时,胫骨向内上弯曲之凹陷处为取穴部位。

白环俞:在骶部,当骶正中嵴旁1.5寸,平第4骶后孔。

(4)操作:每次选取3~5穴,根据证候表现,平补平泻法或毫针刺用补法,对阳虚者应结合温针灸或其他灸法、虚实夹杂者宜补泻兼施,艾条灸每穴可灸5分钟,艾炷灸每穴可灸3~5壮,也可对腹部或腰骶部穴位加用拔罐疗法。

2. 方法二

(1)取穴:阴茎。

(2)定位:阴茎位于男性尿道口上方宛宛中。

(3)操作:点燃艾条,置于阴茎龟头最前端的上方约1寸处,灸10~15分钟,以龟头部有温热感而无灼痛为佳。每日1~2次。治疗中绝对禁止手淫或房事2个月。

其他疗法

1. 耳针

(1)处方:肝、心、肾、交感、内分泌、生殖器。

(2)方法:常规消毒后用毫针弱刺激或中等刺激;或用耳穴压丸法,两耳交替使用。

2. 穴位注射

(1)处方:中极、肾俞、关元。

(2)方法:取用1～2对腧穴,选用维生素 B_1 注射液100毫克,或黄芪、当归等中药注射剂,隔日1次,每穴每次可注射药液1～2毫升,10次为1个疗程;或用丙酸睾丸素5毫克,隔2～3日1次,4次为1个疗程。

阳痿的预防措施

1. **消除心理因素** 男性应该对阳痿有充分的了解,充分认识到精神因素对性功能的影响,女性要避免给丈夫造成精神压力。

2. **节房事、戒手淫** 男性如果长期房事过度,频繁手淫的话就会导致精神疲乏,这是导致阳痿的重要原因。

3. **注意饮食调理** 男性应该多吃羊肉、狗肉、羊肾等动物内脏,这些食物含有大量的性激素和肾上腺皮质激素,能够增强精子的活力,提高性欲。此外含锌和精氨酸的食物都有助于提高性功能,有效预防阳痿。

4. **提高身体素质** 身体虚弱,过度疲劳等都是导致阳痿的原因,男性应当积极从事体育锻炼,增强体质,并且注意休息,调整中枢神经系统的功能失衡。

5. **戒烟酒** 戒除吸烟、渴酒的习惯,对于预防阳痿也有着积极的作用。

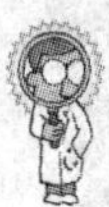

养生提示

运动可调节紧张的脑力劳动或神经体液失常,因此阳痿患者日常应坚持参加运动,如每天进行30分钟的慢跑或散步。生活要有规律,保证充足的睡眠。在治疗期间还应树立对此病的正确认识,消除心理紧张。日常注意劳逸结合,起居有节,节制房事。

遗精的针灸疗法

遗精是指男性无性交而精液自行遗泄的一种疾病，有生理性遗精和病理性遗精之别。中医将精液自遗现象称遗精或失精，即遗精是梦遗和滑精的统称，在睡眠中因性梦而出现精液外泄者称为梦遗；非睡眠中或睡眠无梦时而出现的精液外泄现象为滑精。其多由肾虚精关不固，或心肾不交，或湿热下注所致。西医可见于包茎、包皮过长、尿道炎、前列腺疾患等。有80%～90%的男青年在婚前都有过遗精现象，一般只要一周不超过1次即为正常的生理现象。如果一日数次或一周数次，并伴有腰酸腿软、精神萎靡、心慌气喘等症状，就属于病理性。遗精没有规律可言，一般男性进入中年以后，几乎不会再有此现象发生了。

针灸疗法

1. 取穴　以大赫、志室、关元为主穴。

2. 配穴　梦遗者配内关、心俞；滑精者配命门。

3. 定位

大赫：在下腹部，当脐中下4寸，前正中线旁开0.5寸。

志室：在腰部，当第2腰椎棘下，旁开3寸。

关元：在脐中下3寸。

内关：位于在前臂掌侧，当曲泽与大陵的连线上在曲泽与大陵的连线上，腕横纹上2寸，掌长肌肌腱于桡侧腕屈肌肌腱之间。

心俞：在背部第5胸椎棘突下旁开1.5寸。

命门：在第2腰椎棘突凹陷中。

4. 操作　每次选取3～5穴，根据证候表现，用平补平泻法或补法，阳虚者可结合温针灸或其他灸法，艾条灸每穴可以灸5分钟，艾炷灸每穴可灸3～5壮，每日或隔日灸1次。对下腹部及腰骶部腧穴针后可加拔火罐。

其他疗法

1. 耳针

(1)处方:心、肾、肝、交感、神门、内生殖器。

(2)方法:每次取 3~4 穴,结合耳部敏感点,常规消毒后用毫针弱刺激或中等刺激;或用耳穴压丸法,两耳交替使用。

2. 穴位注射

(1)处方:关元、中极、肾俞、次髎。

(2)方法:取 1~2 对腧穴,选用黄芪、当归等中药注射剂,或维生素 B_1 注射液 100 毫升,隔日 1 次,每穴每次可注射药液 1~2 毫升,10 次为 1 个疗程。

遗精的预防保健很重要

(1)勿把生理现象视为疾病,增加精神负担。成人未婚或婚后久别 1~2 周出现一次遗精,遗精后并无不适,这是生理现象。千万不要为此忧心忡忡,背上思想包袱,自寻烦恼。

(2)患病之后,不要过分紧张。遗精时不要中途忍精,不要用手捏住阴茎不使精液流出,以免败精贮留精宫,变生他病。遗精后不要受凉,更不要用冷水洗涤,以防寒邪乘虚而入。

(3)消除杂念,不看色情书画、录像、电影、电视。适当参加体育活动、体力劳动和文娱活动,增强体质,陶冶情操。

(4)慎起居,少进烟、酒、茶、咖啡、葱蒜辛辣等刺激性食物。不用过热的水洗澡,睡时宜屈膝侧卧位,被褥不宜过厚,内裤不宜过紧。

(5)遗精发生后,应在医生指导下进行有关检查,找出致病原因,及时治疗。

引起遗精的因素

1. 心理因素 由于对性知识的缺乏,对性问题思想过度集中,对性刺激易于接受,使大脑皮质持续处在性兴奋状态,从而诱发遗精。

2. 性刺激环境影响 黄色书刊或电影中的性刺激镜头刺激大脑,诱发遗精。

3. 过度疲劳 过度体力或脑力劳动,使身体疲惫,睡眠深沉,大脑皮质下中枢活动加强而致遗精。

4. **炎症刺激**　外生殖器及附属性腺炎症，如包皮龟头炎、前列腺炎、精囊炎、附睾炎等的刺激而发生遗精。

5. **物理因素**　仰卧入睡，被褥温暖沉重，刺激、压迫外生殖器，或穿紧身衣裤，束缚挤压勃起的阴茎，而诱发遗精。

6. **精满则溢**　男子睾丸不断产生精子，精囊腺和前列腺也不断地产生分泌物。体内贮存到一定量时，精液自动地从尿道排出来。

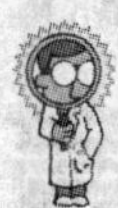

养生提示

针灸治疗遗精效果较好。针灸具有固精补肾的治疗作用，可以调节内分泌系统及神经系统的功能，通过对体液—神经的调节，平衡性激素，所以可以有良好的治疗效果。但对由器质性疾病引起的患者，需积极检查原发病并加以治疗。患者平时需要增强体质，加强锻炼，戒绝手淫，节制房事。针灸治疗的同时，应指导患者克服诱发遗精因素，消除心理负担，建立良好的生活习惯，讲究精神卫生，坚持适当的体育锻炼。

第六章 外科疾病，针灸辩证治疗常见外科疾病

在现代医学上，外科方面的疾患多以开刀动手术的方式来介入治疗，存在着一定的风险性；而用针灸来治疗外科病，可以大大降低外科手术带来的风险，也可以减轻患者的疼痛，更可以涉及患者经脉，从根部解决外科病的复发。

胆囊炎的针灸疗法

胆囊炎是化学性刺激或细菌性感染引起的胆囊炎性病变，为胆囊的常见病。在腹部外科中其发病率仅次于阑尾炎，35～55 岁的中年人为多发人群，且女性较多，尤其是多次妊娠且肥胖的女性。胆囊炎分急性和慢性两种。

针灸疗法

1. **取穴**　以日月、胆俞、支沟、期门、阳陵泉、胆囊穴为主穴。

2. **配穴**　肝气郁结者配太冲、内关、肝俞；湿热蕴结者配内庭、侠溪、曲池；热毒炽盛者加劳宫、大椎、侠溪；腹胀甚者加内关、梁门；大便秘结者加天枢、足三里；黄疸明显者加至阳、阳纲。

3. **定位**

日月：位于上腹部，当乳头直下，第 7 肋间隙，前正中线旁开 4 寸。

胆俞：位于背部第 1 胸椎棘突下旁开 1.5 寸。

支沟：位于前臂背侧，当阳池与肘尖的连线上，腕背横纹上 3 寸，尺骨与桡骨之间。

期门：位于胸部，当乳头直下，第 6 肋间隙，前正中线旁开 4 寸。

阳陵泉：位于小腿外侧，当腓骨头前下方凹陷处。足少阳胆经的合穴，胆的下合穴，八会穴之筋会。

胆囊穴：正坐或侧卧位时，位于小腿外侧上部，当腓骨小头前下方凹陷处（阳陵泉）直下 2 寸。

太冲：位于足背侧，当第 1 跖骨间隙的后方凹陷处。由第 1、2 趾间缝纹向足背上推，至其两骨联合缘凹陷中为取穴部位。

内关：位于前臂掌侧，当曲泽与大陵的连线上在曲泽与大陵的连线上，腕横纹上 2 寸，掌长肌肌腱于桡侧腕屈肌肌腱之间。

肝俞：位于背部第 9 胸椎棘突下旁开 1.5 寸。

内庭:位于足背,当第2、3趾间,在趾蹼缘后方赤白肉际处。

侠溪:位于足背外侧,当第4、5趾间,趾蹼缘后方赤白肉际处。

曲池:屈肘,位于肘横纹桡侧端凹陷中。仰掌屈肘成45°,肘关节桡侧,肘横纹头为取穴部位。

劳宫:位于人体的第2、3掌骨之间,偏于第3掌骨,掌心横纹中。

大椎:位于第7颈椎棘突下凹陷处。

内关:位于前臂掌侧,当曲泽与大陵的连线上,腕横纹上2寸,掌长肌肌腱于桡侧腕屈肌肌腱之间。

梁门:位于上腹部,当脐中上4寸,距前正中线2寸。

天枢:位于腹中部,距脐中2寸。

足三里:位于小腿外侧,距胫骨前缘一横指,犊鼻穴下3寸。

至阳:位于背部,当后正中线上,第7胸椎棘下凹陷中。

阳纲:位于背部,当第10胸椎棘突下,旁开3寸。

4. 操作 根据证候虚实,毫针刺用泻法、补法或平补平泻法,正虚者补之,邪实者泻之。痛剧者可加大刺激量,并适当延长留针时间。

其他疗法

1. 耳针

(1)处方:胸、胆、肝、三焦、神门、交感、十二指肠。

(2)方法:每次选用2~3穴,结合寻找敏感反应点,常规消毒后用毫针强刺激或中等刺激,胆绞痛发作时用强刺激,间歇行针,保持较强针感,或用耳穴压丸法,两耳交替使用。

2. 穴位注射

(1)处方:胃俞、胆俞、足三里、胆囊穴。

(2)方法:取用3~4穴,选用黄芪、红花、当归等中药注射剂,每穴每次可注射药液1~2毫升,隔日1次,10次为1个疗程。

胆囊炎的易发人群

胆囊炎多发生于中年人,尤其是中年肥胖女性,这是什么原因呢?让我们从胆囊炎的发病原因说起。胆囊就是我们常常提到的苦胆,形状像梨,它是贮存和浓缩胆汁的脏器。人们在吃进食物以后，通过神经反射，使胆囊收缩，胆汁通过胆道流入十二指肠，促进脂肪的消化和吸收。如果身体过于肥胖，或是有代谢紊乱、神经内分泌调节障碍、胆结石等疾病，胆汁就不易从胆囊流出而滞留在胆囊里，胆汁里的水分逐渐被吸收，使胆盐浓度增高，而胆盐会刺激胆囊黏膜发炎。随着细菌乘机侵入，便由无菌性胆囊炎开始转变为感染性胆囊炎。

40 岁左右的中年人，由于工作的压力、生活方式的改变，往往有不同程度的神经调节和代谢障碍，影响胆囊的正常收缩和舒张，使胆汁的排泄不通畅。慢慢发胖的中年人，由于脂肪代谢紊乱，更容易刺激胆囊强烈收缩。如果同时有感染、消化不良、结石形成就更容易诱发胆囊炎发作了。绝经期前的中年女性，因为内分泌改变的关系，常常影响胆汁的分泌和调节，所以患胆囊炎的机会要比同年龄的男子更多一些。

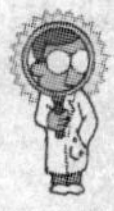

养生提示

胆囊炎患者应食用低脂肪、低胆固醇的饮食，还要根据日常的症状反应给予，避免油腻食物。因为油腻的食物是造成胆囊炎症状反复发作的根本，还会促进胆汁分泌，同时刺激胆囊收缩，导致胆汁排泄困难，进而引发胆绞痛，所以胆囊炎患者要合理安排饮食，节假日期间也要减少油腻大餐的摄入。

胆石症的针灸疗法

胆石症是胆道系统结石的统称，多数与胆囊炎同时存在，患者以中年女性为多见，包括胆总管、胆囊和肝内胆管结石等，其中胆管结石远较胆囊结石为多，术后复发结石或残余结石的发生率也较高。按结石成分可分为混合性结石、胆红素结石和胆固醇结石；按结石部位可分为胆总管结石、肝内胆管结石和胆囊结石。其临床表现取决于有无感染和阻塞的程度,又因胆石所在部位不同,症状亦稍有差异。当继发急性胆管炎、结石阻塞胆总管时,会出现寒战高热、黄疸和上腹部疼痛症状,严重者可有血压下降,出现谵妄、高热、神志改变、中毒性休克甚至昏迷。

针灸疗法

1. **取穴** 以日月、期门、阳陵泉、胆囊穴为主穴。

2. **配穴** 湿热蕴结者配侠溪、太冲、曲池;肝胆淤滞者配胆俞、膈俞、支沟。若见肝胆气滞则加太冲、肝俞;肝肾阴虚则加太溪、肾俞;胆绞痛甚者加胆囊、支沟等。

3. **操作** 每次选取3~5穴,根据证候虚实,毫针刺用泻法、补法或平补平泻法,正虚者补之,邪实者泻之。胆绞痛发作时可用强刺激,并适当延长留针时间。

其他疗法

耳针

处方:胆、神门、肝、三焦、十二指肠。

方法:每次选用2~3穴,结合寻找敏感反应点,常规消毒后用毫针强刺激或中等刺激,胆绞痛发作时用强刺激,间歇行针,保持较强针感,或用耳穴压丸法,两耳交替使用。

民间小偏方

- 蒲公英治胆结石:鲜蒲公英40克,粳米100克。洗净鲜蒲公英并切碎,水煎后去渣,与粳米同煮粥,熟后加适量冰糖。每日早晚各1次,连吃3~5日。

- 苦瓜治结石:取1条生苦瓜,带皮。将苦瓜捣烂如泥,加两碗清水,放入锅里熬煮,熬至1碗水即可服用。每隔2日服1次,1个月为1个疗程,对各类结石有较好的缓解作用。

- 南瓜藤蔓泡茶喝治胆结石:南瓜藤蔓100克。洗干净南瓜藤蔓并切碎,沸水泡开当茶喝。喝三四日,每天泡一壶,结石即可开始排出。切忌,饮茶期间不能吃辛辣之物,也不要吃肥肉、喝酒。

• 核桃仁香油治胆结石：纯香油30～60克，核桃仁120克，冰糖90克，将它们煎炒后，拌冰糖，每日分3次服用。

• 大金钱草猪肝治胆结石：猪肝250克，狗宝1.5克，大金钱草60克。狗宝、金钱草洗净，捣碎研成细末，猪肝洗净，入沸水中氽透，用凉水冲洗干净，沥去水分，切成片，放在碗内，撒上药末，拌匀，加清汤、姜片、葱节，入笼中蒸约半小时，取出，滤出汤汁，加味精、食盐调味，用以佐餐。此方有疏肝利胆功能，适用于胆道结石。

饮食注意事项

(1)不要过多地吃含纤维素多的食物，避免因肠蠕动而疼痛增加，可用半流质饮食或少渣食品。多饮瓜果汁，如苹果汁、荸荠汁、梨汁、橘汁及藕汁；多补充水分，以稀释胆汁；增加进餐次数，刺激胆汁分泌和排泄。

(2)不要饮酒，也不要吃浓烈调味品或刺激性食物。宜清淡饮食，饮食不宜过冷。降低食物中的脂肪含量，不吃油炸、肥肉和含脂肪多的食品。少吃含胆固醇多的食品如鱼子、蛋黄及动物的脑、肾、肝等。以植物油代替动物油，烹制食品时，应以煮、烩、蒸、炖为主。

(3)进食富含优质蛋白质及糖类的食物，以保证热量的供应，有促进肝糖原的形成和保护肝脏的作用。

(4)多吃富含维生素A的食物，如鱼肝油、玉米、胡萝卜、番茄等，以保持胆囊上皮组织的健全，因为上皮细胞的脱落，能助长胆石形成。

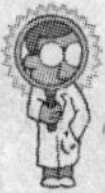

养生提示

针灸在止痛、抗炎的同时，能够很好地排去体内的碎石，尤其对不超过1厘米的胆管结石效果尤佳。患者应该注重饮食，常吃抑制胆结石形成的食物，如生姜、青菜、洋葱、玉米、青椒等。睡眠宜右侧卧或平卧，因为结石在左侧卧位时，因重力作用，会落入胆囊颈部，易发生嵌顿，引起胆绞痛的发作。

扭挫伤的针灸疗法

扭挫伤是一种经常会碰到的情况,比如手腕、手部皮肤挫伤等。冰敷是一种最常采用的挫伤处理方法。挫伤后最典型的症状是疼痛、皮下出血或肿胀,可用毛巾包裹冰块进行冰敷;或采用冷水浸润毛巾来进行湿敷,可以快速缓解疼痛和肿胀症状,是一种比较好的急救方法。冰敷 24 小时后可采用热毛巾敷,同样可以缓解肿胀。扭挫伤在日常生活中的发生率极高。

针灸疗法

1. 主穴

腰部:委中、腰痛穴、肾俞、阿是穴。

膝部:膝眼、梁丘、膝阳关、阿是穴。

踝部:丘墟、申脉、阿是穴。

肩部:肩贞、肩髎、肩髃、阿是穴。

肘部:天井、小海、阿是穴。

腕部:阳谷、阳池、阳溪、阿是穴。

髋部:承扶、秩边、环跳、阿是穴。

2. 配穴　腰部正中扭伤取人中、后溪;腰椎一侧或两侧疼痛明显者取手三里或三间。

其他治疗

1. 耳针法　选取相应扭伤部位、神门,施以中强度刺激。

2. 刺络拔罐法　选取阿是穴,用皮肤针叩刺疼痛肿胀部,以微出血为度,加拔火罐。此法适用于新伤局部血肿明显者或陈伤淤血久留,寒邪袭络等。

3. 注射法　用10%葡萄糖液 10 毫升,或加入维生素 B_1 注射液 100 毫克,注入压痛肌束,如原有放射性病症者,针感要与其疼痛部相一致,每日或隔日 1

次。本法适用于急性腰扭伤。

扭挫伤的饮食疗法

扭挫伤发生后，饮食宜清淡、富有营养，以辅助治疗。可选用具有行气止痛、活血化淤的药食兼用之品，如红花、陈皮、黄酒、川芎、郁金、紫丹参、丝瓜络等。

- 老丝瓜粉：黄酒 250 毫升，老丝瓜 1 000 克。老丝瓜洗净后，用刀剖开切片后晒干，放入铁锅微火焙炒，待炒至呈棕黄色，趁热研成细末，瓶装备用。每日 3 次，每次 20 克，取 10 毫升黄酒送服。

- 蟹壳粉：生螃蟹壳 500 克。将螃蟹壳洗净，烘干后放入锅内用微火焙黄后，研成极细末，装瓶备用。每次 10 克，每日 2 次，用低度白酒 1 小盅送服。

- 郁金苏木粉：郁金 100 克，苏木 100 克，适量蜂蜜。先将郁金、苏木拣去杂质，洗净，烘干或晒干，切成碎或切片，研成极细末，混合均匀，瓶装备用。每次 1 毫克，每日 2 次，用 1 小盅蜂蜜加温开水混匀，送服。

- 桃仁红花蜜饮：红花 10 克，蜂蜜 20 毫升，桃仁 15 克。先将红花、桃仁分别拣去杂质然后洗净，加水适量，同放入砂锅，中火煎煮 20 分钟，用洁净纱布过滤取汁，加入蜂蜜，拌匀即成。早晚 2 次分服。

- 复方红花茶：凌霄花 3 克，月季花 3 克，红花 3 克。将凌霄花、月季花、红花择净，放入大杯中，用沸水冲泡，加盖闷 15 分钟即可饮用。当茶饮用，一般可冲泡 3 ~ 5 次。

- 蛇肉三七煲：乌梢蛇肉 250 克，三七末 15 克。三七拣杂后洗净，研成极细末。将乌梢蛇肉切段，放入烧热的植物油锅中，急火煸炒，加调料，熘炒均匀，倒入砂锅，加适量清水及鲜汤，煨煲至蛇肉熟烂，调入三七末，加精盐、五香粉、味精、酱油调拌均匀，煨煲至蛇肉酥烂，淋麻油即成。当菜佐餐，随量食用。

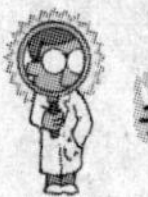

养生提示

针灸对于软组织扭挫伤的治疗有十分良好的效果。受伤后,要对扭伤局部的活动进行限制,以避免加重损伤。扭伤早期应配合冷敷止血,然后予以热敷,来帮助淤血消散。病程长者要注意局部护理。日常活动宜适度,避免再度扭伤。为避免受风寒湿邪的侵袭,患者要对局部进行保暖。

痄腮的针灸疗法

流行性腮腺炎又叫"痄腮",是一种由病毒引起的急性传染病。"痄腮"一般发生于冬季,多见于5~10岁的儿童。病毒主要通过患者接触腮腺炎病毒后通过飞沫传播,多发于人群聚集处,如军营、学校、幼儿园等。腮腺炎分为急性流行性腮腺炎和急性化脓性腮腺炎两种,临床表现急性化脓性腮腺炎的初期症状主要为疼痛,逐渐引起以耳垂为中心的腮腺区肿大,腮腺导管口可呈现红肿,压迫肿大的腮腺区导管口可流出炎性分泌物或脓性。如果治疗不及时,感染可使腺体组织坏死,扩散到整个腮腺组织并向周围组织扩散。

针灸疗法

1. **主穴** 以颊车、关冲、翳风为主穴。

2. **配穴** 温毒在表者配少商、风门、风池;热毒蕴结者配商阳、大椎。毫针刺泻法,热盛者可点刺少商、商阳、曲池等腧穴出血。

3. **操作** 主穴为主,效果不明显时酌加配穴。少商以三棱针点刺出血,余穴采用疾徐手法,刺激宜强。每日针一次,重者2次。

其他疗法

1. 耳针

(1)处方：颌、面颊、神门、肾上腺、皮质下、对屏尖。

(2)方法：每次取3～4穴，结合耳部敏感点，常规消毒后用毫针强刺激或中等刺激；或用耳穴压丸法，两耳交替使用。

2. 灯火灸

(1)处方：角孙。

(2)方法：单侧病取同侧角孙穴，双侧病取双侧角孙穴。先剪去角孙穴处头发，常规消毒后，点燃蘸植物油的灯心草，对准穴位，快速触点，闻及“叭”的响声，迅速提起。一般1～2次即可，如灸后腮肿未全消退，次日可重复1次。

民间小偏方

• 白糖20克，赤小豆50～100克。洗净赤小豆，温开水中浸泡至软，取出捣如烂泥，加入少许清水及白糖调匀，放锅内隔水蒸化，待凉后即可食用。每日1剂，1次服完，连服3～5日。

• 粳米50克，白糖30克，牛蒡根30克。将牛蒡根洗净剁碎，放锅内加清水煮取浓汁，去渣，再加入水及粳米适量煮成稀粥，倒入白糖，待凉后即可食用。早晨空腹1次服完，每日1剂，连服5～7日。2岁以下小儿酌减。

• 冰糖20克，鲜马齿苋若干。将马齿苋洗净，捣烂绞取原汁50～100毫升，加入冰糖，放碗内置锅中隔水蒸化，待凉后即可饮用。1次饮完，每日1～2剂，连用5～7日。另将所余渣滓加适量红糖，捣如烂泥，摊布上外敷患处，每日1～2次。

饮食注意事项

中医认为，痄腮因风温病毒所致，属于热证实证范畴。所以，在饮食上宜吃多汁清淡，容易咀嚼和消化的流汁半流汁食品；宜吃新鲜蔬菜瓜果；宜吃具有消肿、散结、解毒、泻火、清热、疏风作用的食物；宜吃平性或寒凉食品。忌食荤腥油腻、温热辛辣、香燥黏糯之类的食物；忌吃熏烤、煎炸炒爆的食物；忌吃猪头肉、鹅、鸡以及蟹、虾、鱼等；尤当避忌酸性食物，其会刺激腮腺分泌，加重肿痛。

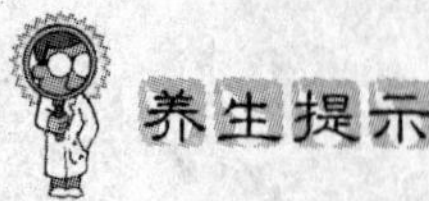

针灸对治疗痄腮效果较好,可有效地减轻腮部、睾丸及小腹部的肿痛。如发热等热毒症状严重,需要及时去医院看医生,在医生的指导下结合中西医药物进行治疗。清淡饮食,加强休息,谨防感冒,注意与患者隔离,以防病毒传染。

痔疮的针灸疗法

痔疮又称为痔疾、痔核、痔病等,是肛门疾病中的常见多发病。医学所指痔疮包括内痔、外痔、混合痔,为肛门直肠底部及肛门黏膜的静脉丛发生曲张而形成的一个或多个柔软的静脉团的一种慢性疾病。中医学上认为痔疮多因饮食不节制,伤津耗液,胃肠燥热,损伤脾胃,下迫大肠,燥屎内结;或因湿热下注,气滞血淤,经脉壅遏,筋脉驰纵,蕴聚肛门,致生痔疮。

根据发病部位的不同,有分内痔、外痔和混合痔之分,内痔是长在肛门管起始处的痔,如果膨胀的静脉位于更下方,几乎是在肛管口上,这种曲张的静脉就叫外痔,内外均有的为混合痔。外痔有时会脱出或突现于肛管口外。但这种情形只有在排便时才会发生,排便后它又会缩回原来的位置。无论内痔、外痔还是混合痔,都可能发生血栓,在发生血栓时,痔中的血液凝结成块,从而引起疼痛。痔疮的临床表现以便血、肛门脱出肿物、肿胀、痒痛为主。长期便秘者、妊娠期女性、老年人及肥胖者均为痔疮高发人群。

针灸疗法

1. 取穴 取长强、承山、次髎、二白为主穴。

2. 配穴 湿热下注者加阴陵泉、中极;脾虚下陷者加百会、脾俞;便秘者加大肠俞、支沟。

3. **操作**　诸穴均用泻法，脾虚气陷者宜用补法，可灸。

饮食注意事项

（1）增加纤维高的食物的比例。大多数痔疮患者在食用一段时间的高纤维素饮食后，症状消失或缓解，有类似括肛门扩张和括约肌切开的效果。

（2）食不厌粗。粗加工的食品，含有较多的食物纤维和营养素，适合痔疮或便秘患者食用，有利于大便通畅。

（3）纠正不良饮食习惯。避免辛辣刺激性的食物，长期饮酒不但对肝脏有损害，而且也可促进痔疮的形成。

痔疮的预防措施

1. **注意饮食合理**　不良的饮食习惯，如摄入过多的肉类食物，而蔬菜水果量摄入过少，或过食辛辣刺激性及油炸食物，都会使肛门直肠的血管充血扩张，粪便内所含水分也因血管的充血被吸收，使大便秘结，排便困难，腹部压力增高。另外，辛辣食物如辣椒等可刺激直肠黏膜引起局部水肿，长期作用可导致弹性减退、扩张淤血、静脉壁僵硬等。

2. **不要滥用药**　长期使用减肥药或缓泻药，使得肠胃的自身功能下降，最终导致顽固性便秘，排便时间过长，长期腹泻或者排便时用力过度，可使静脉曲张，肛门直肠部充血，腹压增高，肛门括约肌松弛，甚至使肌层与直肠黏膜分离脱出，肛管随粪便下移，此种动作反复进行极易产生痔疮。

3. **注意劳逸结合**　久坐或久站都使人体长时间处于一种固定体位，从而影响血液循环，使腹腔内脏器充血和盆腔内血流缓慢，引起痔静脉过度充盈、隆起、曲张、静脉壁张力下降，从而引发痔疮。

4. **保持良好卫生习惯**　讲究个人卫生不但要注意器具的清洁，同时也要使用正确的方法，才能保证肛门部位不被“二次”污染。肛门感染是发生痔的重要因素，肛腺感染侵及其静脉丛，引起静脉周围炎。静脉壁失去弹性，容易扩张弯曲，支持和固定肛垫的组织因受炎症损害，失去其固定功效，可使肛垫下脱，引起或加重痔疮。

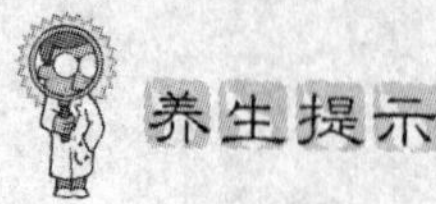

在痔疮治疗期的饮食应选择易消化、少含渣滓的食物,保持大便通畅。饮食应粗细搭配,少饮咖啡、浓茶、酒类,还要限制辛辣食物的摄入,减少对肛管的刺激。每次便后要进行温水坐浴,局部应用痔疮栓或痔疮膏。

肩周炎的针灸疗法

肩周炎又称肩关节周围炎,是肩关节周围软组织(韧带、关节囊等)的一种退行性炎性疾病,主要症状为肩关节活动不便和疼痛。本病初期以肩部疼痛为主,多为阵发性疼痛,诱发原因为劳累及天气变化等因素,以后逐渐发展为持续性疼痛,并日渐加重,夜间尤甚,伴有僵硬、寒凉的感觉;后期疼痛加剧,病变组织会有粘连,肩部受到牵拉时,肩关节向各个方向的被动和主动活动均受限,有广泛压痛,并向颈部及肘部放射,还可出现三角肌不同程度的萎缩,引发功能障碍。此病因患者年龄多在50岁左右,故又称"五十肩",且女性发病率略高于男性,体力劳动者略高于脑力劳动者。如果患者治疗不及时,很可能会对肩关节的功能活动造成很严重的损伤。

针灸疗法

1. 取穴 以肩髎、肩前、肩贞、肩髃、阿是穴为主穴。

2. 配穴 手太阳经证加昆仑、后溪;手阳明经证加条口、合谷;手少阳经证加阳陵泉、外关。

3. 操作 肩前、肩贞要把握好针刺角度和方向,切忌向内斜刺、深刺;阳陵泉深刺或透向阳陵泉;局部畏寒发凉可加灸,肩部针后还可加拔火罐并行走罐;

余穴均按常规行刺。凡在远端穴位行针时,均令患者活动肩部。

其他疗法

1. 耳针

(1)处方:肩、神门、锁骨、肾上腺、肩关节。

(2)方法:每次取3~4穴,结合耳部敏感点,常规消毒后用毫针强刺激或中等刺激;或用耳穴压丸法,两耳交替使用。

2. 穴位注射

(1)处方:肩贞、肩前、肩髎、肩髃、压痛点。

(2)方法:取用2~3穴,选用黄芪、川芎、当归等中药注射剂,隔日1次,每穴每次可注射药液1~2毫升,10次为1个疗程。

肩周炎的预防措施

(1)掌握正确的坐姿和手部姿势。大腿与腰,大腿与小腿应保持90°弯曲,上臂和前臂弯曲的弧度要保持在70°~135°,手腕和前臂呈一条直线,避免工作时手腕过度弯曲紧张。

(2)尽量避免长时间操作电脑。如果工作离不开电脑,那么要做到每小时休息5~10分钟,活动一下颈肩部和手腕。

(3)电脑桌上键盘和鼠标的高度应当稍低于坐姿时肘部的高度。这样才能最大限度地降低操作电脑时对腰背、颈部肌肉和手部肌肉腱鞘等部位的损伤。

(4)显示屏比视线略低,以保证颈部血液循环通畅,减少颈肩肌肉紧张而引起的疲劳。

(5)不要让手臂悬空。有条件的话,使用手臂支撑架,可以放松肩部的肌肉。

(6)多做颈肩部活动。

肩周炎注意事项

(1)加强体育锻炼是预防和治疗肩周炎的有效方法,但贵在坚持。如果不坚持锻炼,不坚持做康复治疗,则肩关节的功能难以恢复正常。

(2)营养不良可导致体质虚弱,而体质虚弱又常可导致肩周炎。如果营养补充得比较充分,加上适当锻炼,肩周炎常可不药而愈。

(3)受凉常是肩周炎的诱发因素,因此,为了预防肩周炎,中老年人应重视保暖防寒,勿使肩部受凉。一旦着凉也要及时治疗,切忌拖延不治。

(4)加强肩关节肌肉的锻炼可以预防和延缓肩周炎的发生和发展。据调查,肩关节肌肉发达,力量大的人群中,肩周炎发作的几率下降了80%,所以,肩关节周围韧带、肌肉的锻炼强大,对于肩周炎的治疗恢复有着重要的意义。

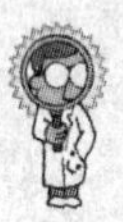

养生提示

一般来讲,肩周炎的病程较长,后期大多以广泛肩关节软组织粘连为发病特征,松解粘连需较长的治疗过程,患者要树立长期坚持治疗的信心。针灸有良好的镇痛效果,能加速机体对肩关节周围的无菌性炎症的吸收,促使病情康复。患者需要积极配合功能锻炼。加强肩关节功能锻炼,能缩短病程,加强疗效,如面对墙壁,作爬墙动作,反复数次将患肢沿墙壁缓缓向上爬动,使上臂尽量高举,然后缓缓下回原处。

颈椎病的针灸疗法

颈椎病又称颈椎综合征,是颈部受到长期劳损,颈椎及颈椎周围软组织发生病理改变或骨质增生等,导致颈部脊髓、颈神经根、椎动脉及交感神经受到压迫或刺激而引起的一组复杂的症候群。颈椎病是一种以退行性病理改变为基础的临床常见的疾患,多因外伤、劳损、风寒等因素造成,其表现为颈椎间盘退变本身及其继发性的一系列病理改变,如髓核突出或脱出;椎节松动、失稳;韧带肥厚和继发的椎管狭窄;骨刺形成等。患者一般会出现头痛头晕,颈僵,一侧或两侧颈、肩、臂、指麻木,臂出现放射性疼痛,活动受限,胸闷心悸等症状。

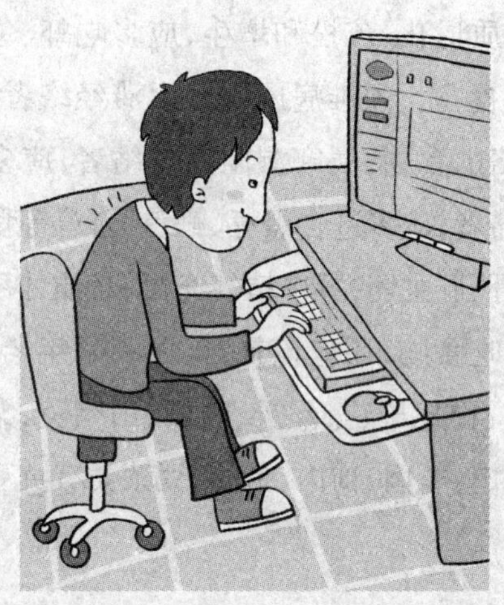

针灸疗法

1. **主穴**　后溪、肩井、风池、肩外俞、肩中俞、相应颈夹脊穴。

2. **配穴**　风寒痹阻者配合谷、风门、风府；气滞血淤者配外关、膈俞、天柱；肝肾不足者配气海、肝俞、肾俞、足三里。

3. **操作**　根据辨证选用相应的补泻手法，中等刺激，留针半小时，可配用拔罐、电针、艾灸等。

其他疗法

1. **耳针**

（1）处方：肾、枕、交感、神门、颈椎、肾上腺。

（2）方法：每次取 3 ~4 穴，结合耳部敏感点，常规消毒后用毫针强刺激或中等刺激；或用耳穴压丸法，两耳交替使用。

2. **穴位注射**

（1）处方：风池、肩井、相应颈夹脊穴。

（2）方法：取用 2 ~3 穴，选用黄芪、川芎、当归等中药注射剂，隔日 1 次，每穴每次可注射药液 1 ~2 毫升，10 次为 1 个疗程。

饮食注意事项

颈椎病患者椎体骨质退化、疏松和增生,应多吃虾、鱼、黄豆、猪骨、鸡蛋等钙磷丰富和补肾益精的食物。颈椎病属湿热阻滞经络者,可以多吃些油菜、丝瓜、葛根等清热解肌通络的食物;属寒湿阻滞经络者,应多吃羊肉、狗肉等温经散寒的食物;属血虚气滞者,应多进食黑豆、鲤鱼、公鸡等食物。

中医学认为,肾主骨、肝主筋,肾中精气充足,骨质才不会退化和疏松,对颈椎病的治疗不仅要对症吃食物,还应该补肾,尤其是年老体弱者更应该注意补肾。常用的补肾食物有:枸杞子、菟丝子、续断、山茱萸、桑椹子、金樱子、鹿茸、党参、杜仲等;肉类有鸡肉、羊肉、狗肉、鱼等;豆菜类有黄豆、黑豆、枸杞叶等。

预防及护理措施

(1)平常要多注意保暖,尤其是对背腰部的保暖,切忌出汗时当风,以免风邪入侵。

(2)平时多注意功能锻炼,根据体力状况适当锻炼身体,增加户外活动,有氧运动和深呼吸有助于保持胸廓的弹性,可经常游泳,有助于保持肩、颈部、髋部和颈椎的灵活性,并能够增加肺活量。

(3)户外活动时谨防外伤,很多患者都有骨质疏松症状,长期患病骨密度影像会有改变,轻微的挫伤即有可能会引起本病或者是骨折。

(4)避免急性肩、颈、头外伤。头颈部碰击伤、跌伤等,均易发生颈椎及其周围软组织损伤,直接或间接引起颈椎病。

(5)防止慢性损伤,纠正生活中的不良姿势。发生颈椎病的病理基础是颈肩部软组织慢性劳损,形成慢性劳损的主要原因之一是生活中的不良姿势。

(6)预防慢性劳损。由于工作需要,有些工种需要以特殊姿势工作较长时间,如果不予重视,容易发生慢性劳损,并逐渐发展成颈椎病。

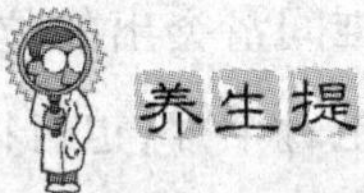

针灸对治疗各型颈椎病均有一定的效果，其中对神经根型、颈型疗效最好，而对治疗脊髓型效果较差。针灸能改善血液循环，缓解患部血管与肌肉的痉挛，增加局部血液的供应，促进病变组织的修复，同时缓解神经根的激惹症状，有利于消除肿胀。颈椎病患者应注意选择适合的枕头，不宜过低或过高。长期伏案工作者，应定时活动颈部，加强颈部功能锻炼，促进局部血液循环和增强颈部肌力。

腰椎间盘突出症的针灸疗法

腰椎间盘突出症又被称为腰椎间盘纤维环破裂症。引发腰椎间盘突出症的原因较多，西医学认为，主要病因是腰椎间盘退行性病变、积累性腰部劳损、腰受外伤，使腰椎间盘纤维环部分或完全破裂，腰椎间盘髓核向椎管内突出，刺激或压迫脊髓和神经根而引起腰腿疼痛综合征。疼痛是腰椎间盘突出症患者最多见的症状，主要有坐骨神经痛、腰背痛等，而由臀部、大腿后侧、小腿外侧至跟部或足背引发的放射痛则是典型的坐骨神经痛表现。腰部疼痛不仅是腰椎间盘突出最早出现的症状，也是最常见的症状之一。

针灸疗法

1. **取穴**　以昆仑、悬钟、承扶、秩边、环跳、肾俞、大肠俞、相应夹脊穴为主穴。

2. **配穴**　气滞血淤者配阳陵泉、血海、三阴交；寒湿痹阻者配大椎、风门、关元俞；肝肾亏虚者配太溪、足三里、命门。

3.操作　每次5～6穴，根据辨证采用补泻手法，根据椎间盘突出的位置，在疼痛放射的部位选上下两夹脊穴，使针感向下传导，配合电针治疗，也可以加用艾灸，针后需拔罐。

其他疗法

1.耳针

(1)处方：肾、神门、坐骨、肾上腺、腰骶椎。

(2)方法：每次取3～4穴，结合耳部敏感点，常规消毒后用毫针强刺激或中等刺激；或用耳穴压丸法，两耳交替使用。

2.穴位注射

(1)处方：委中、环跳、阳陵泉、阿是穴、相应夹脊穴。

(2)方法：取用3～4穴，选用川芎、复方当归等中药注射液或维生素 B_1、维生素 B_{12} 等注射液，隔日1次，每穴每次可注射药液1～2毫升，10次为1个疗程。

预防及护理措施

腰椎间盘突出症是青壮年常见病之一，会对人们的生活工作产生严重影响。所以，在平时应该多注意预防，远离腰椎间盘突出症。

1.平时多加锻炼　通过锻炼，腰背肌和骨骼就会坚强有力，让神经系统反应更敏捷，让动作在各种活动中协调、灵敏，不至于损伤腰椎；同时也有利于减轻腰椎负荷，使腰椎间盘的退行性病变延缓，从而防止腰椎间盘突出症的发生。

2.注意劳动姿势　劳动姿势的正确不但能使劳动效率提高，而且还可以防止腰部肌肉劳损，延缓腰椎间盘退行性病变，从而有效预防腰椎间盘突出症。

3.做好劳动保护　经常弯腰劳动者或挑重物者，可用宽腰带加强腰部的稳定性。但宽腰带只能在劳动时应用，平时要解下，否则可减弱腰部力量，甚至腰肌萎缩，反而产生腰背痛。无论什么职业，什么劳动，在某个固定姿势下，劳动时间都不要太久。要多做腰部运动，特别是反复扭转身体或弯腰的工作，要定期更换姿势，使疲劳的肌肉得到休息。

4.尽量少吸或者不吸烟　吸烟过多的人总会感觉到腰背痛，在烟叶中含有某些化学物质能使血管收缩，血管壁缺氧缺血，椎间盘营养状况恶化，从而加速腰椎间盘病变。另外，吸烟可引起咳嗽，严重的咳嗽又会引起椎间盘内压力升高，促进腰椎间盘病变，导致腰椎间盘突出。

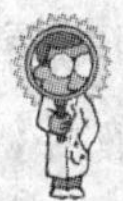

养生提示

针灸可以解除腰臀部的肌肉痉挛，使椎间盘内的压力降低，有利于突出物的回纳，并可明显地松解粘连，促使损伤的神经根恢复功能，促进局部神经水肿的消退，因而对本病有显著疗效。但对中央型腰椎间盘突出症伴有马尾神经或脊髓受压症状，如大小便障碍、会阴部麻痹等，针灸效果差。治疗期间需卧硬板床休息，注意锻炼腰部肌肉，如俯卧鱼跃、仰卧挺腹等。

风湿性关节炎的针灸疗法

风湿性关节炎是一种反复发作的变态反应性疾病，典型的表现是轻度或中度发热，游走性多关节炎，受累关节多为膝、踝、肩、肘、腕等关节，常见由一个关节转移至另一个关节，病变局部呈现红肿、灼热、剧痛，部分患者也有几个关节同时发病，不典型的患者仅有关节疼痛而无其他炎症表现，急性炎症一般于2～4周消退不留后遗症，但常反复发作。若风湿活动影响心脏则可发生心肌炎，甚至遗留心脏瓣膜病变。

风湿性关节炎有两个特点：一是关节红、肿、热、痛明显，不能活动，发病部位常常是膝、髋、踝等下肢关节，其次是肩、肘、腕关节，手足的小关节少见；二是疼痛游走不定，但疼痛持续时间不长，几天就可以消退。治愈后很少复发，关节不留畸形，有的患者可遗留心脏病变。

针灸疗法

1. **主穴**　阿是穴、病变关节周围局部穴。

2. 操作　每次选4～8处痛点及局部穴;全身关节痛的患者,不宜超过20处。取一块胶布,大小1寸见方,正中放置一颗米粒大小的药糊(注意不可以放得太多,避免起泡过大引起疼痛)贴于穴位处。贴后2～4小时有热和刺痛感,8～12小时起泡,起泡直径如超过3厘米,疼痛剧烈时,可以挑破放液并涂紫药水。

其他疗法

耳针

常用穴:坐骨、肾上腺、臀、神门、腰椎、骶椎。

方法:用中强刺激,留针5～10分钟。

风湿性关节炎的临床表现

1. 疼痛　关节疼痛是风湿病最常见的症状,全身关节都有可能发生疼痛,但是肢体和躯干部位的疼痛可能引起内脏和神经系统的病变。

2. 肌肉病变　肌肉会出现疼痛症状,而且还可能出现肌无力、肌酶升高、肌源性损害等,如系统性红斑狼疮、混合性结缔组织病、皮肌炎等。

3. 不规律性发热　风湿出现之前会出现不规则的发热现象,不会出现寒战现象,用抗生素治疗无效,同时还会出现血沉快,如系统性红斑狼疮、急性发热性嗜中性皮病、脂膜炎等,均以发热为首发症状。

4. 皮肤黏膜症状　皮肌炎、白赛病、干燥综合征、脂膜炎会出现皮疹、口腔溃疡、网状青紫、皮肤溃疡、眼部症状等。

风湿性关节炎的预防措施

1. 加强锻炼　经常参加体育锻炼,如保健体操、太极拳、练气功、做广播体操、散步等。凡坚持体育锻炼的人,身体就相对强壮,抗病能力强,其抗御风寒湿邪侵袭的能力比一般没经过体育锻炼者强得多。

2. 避免风寒湿邪侵袭　要防止受寒、淋雨和受潮,关节处要注意保暖,不穿湿衣、湿鞋、湿袜等。夏季暑热,不要贪凉受露,暴饮冷饮等。秋季气候干燥,但秋风送爽,天气转凉,要防止风寒侵袭。冬季寒风刺骨,注意保暖是最重要的。

3. 注意劳逸结合　饮食有节、起居有常,劳逸结合是强身保健的主要措施。

临床上，有些类风湿性关节炎患者的病情虽然基本控制，处于疾病恢复期，往往由于劳累而加重或复发，所以要劳逸结合，活动与休息要适度。

4. **保持正常的心理状态**　部分患者是由于精神受刺激，过度悲伤，心情压抑等而诱发本病的；而在患了本病之后，情绪的波动又往往使病情加重。这些都提示精神（或心理）因素对本病有一定的影响，因此，保持正常的心理状态，对维持机体的正常免疫功能是很重要的。

5. **预防和控制感染**　有些类风湿性关节炎患者是在患了扁桃体炎、咽喉炎、鼻窦炎、慢性胆囊炎、龋齿等感染性疾病之后而发病的。这是由于人体对这些感染的病原体发生了免疫反应而引起本病。所以，预防感染和控制体内的感染病灶也是很重要的。

6. **提高免疫力**　生活上要注意保证充足的睡眠，保持乐观情绪，限制饮酒，适当参加体育运动，并注意适当补充优质蛋白质、各种维生素。

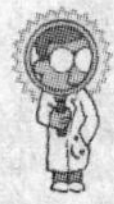

养生提示

在日常的生活中，受凉、受潮湿、过度疲劳、精神紧张、失眠、外伤（如关节扭伤、跌伤和骨折）等都是风湿性关节炎症状加重的诱发因素，必须避免。另外治疗用药要严格按照医嘱进行，服药不规律、擅自停药也是诱发或加重病情的因素。注意饮食调节，既强调饮食的营养，又要重视进食品种的多样性。

腕管综合征的针灸疗法

腕管综合征又称腕管狭窄症，系指腕部外伤、骨折、脱位、扭伤或腕部劳损等原因引起腕横韧带增厚，管内肌腱肿胀，淤血机化使组织变性，或腕骨退变增生，使管腔内周径缩小，从而压迫正中神经，引起手指麻木无力的一种病症。本病好发于职业性搬运、托举、扭拧、捏拿等工作的人群中。

本病的主要症状为患者桡侧3个半手指麻木或刺痛,夜间加剧,寐而痛醒,温度高时疼痛加重,活动或甩手后可减轻;寒冷季节患指发凉、发绀、手指活动不灵敏,拇指外展肌力差;病情严重者患侧大小鱼际肌肉萎缩,甚至出现患指溃疡等神经营养障碍症状。

针灸疗法

1. **取穴** 阿是穴、外关、大陵、腕骨、阳溪。

2. **配穴** 疼痛较重者配手三里、合谷;无力为主者加配后溪、内关。

3. **操作** 每次选取3~5穴,毫针刺用平补平泻法,得气后可加用温针灸;或艾条灸,每穴可灸5分钟;艾炷灸3~5壮,每日或隔日灸1次。

其他疗法

1. **常用穴位** 内关、大陵、鱼际等穴。

2. **常用手法** 滚法、指揉法、按法、抹法、摇法、拿法、擦法等。

3. **操作方法** 取坐位或仰卧位均可,医生根据患者的体位可选用立位或坐位治疗。先对患肢前臂掌侧、腕掌侧和手掌侧施以滚法;从前臂到手掌上下往返滚法,以腕掌侧和手掌侧部位为重点,配合腕关节屈曲的被动运动及少量的腕关节尺偏和桡偏的被动运动。这样治疗大约10分钟。

继以上体位指揉内关、大陵、鱼际等穴,每穴各1分钟。其中以大陵穴为主,重点按揉,并适当配合腕关节小幅度的屈伸运动;其次为鱼际穴,同样可用按揉法,并配合拿合谷,拿大鱼际肌,腕掌部理筋法等。如此治疗3~5分钟。

继以上体位,摇动腕关节(上下方向或顺时针方向、逆时针方向转动),抹诸手指,以拇、示、中指为主。最后对前臂掌侧、腕掌侧及大鱼际部施以擦法。

腕管综合征的临床表现

主要症状为患手桡侧三个半手指麻木、刺痛或烧灼样痛,常可向手或肘、肩部放射。疼痛常发生在夜间或清晨,拇指无力,活动笨拙。

手部正中神经支配区的皮肤痛觉减弱或消失,拇指外展力量减弱,日久可以逐步出现大鱼际肌萎缩。用叩诊锤叩击腕部屈面正中时,可以引起正中神经分布区放射性疼痛。若嘱患者双手背向相对，双手自然下垂持续一分钟，患侧拇、示、中指可以出现放射性麻痛。

导致腕管综合征的原因

随着电脑的普及，越来越多的人每天长时间接触、使用电脑，这些上网一族大多每天不停地在键盘上打字和移动鼠标，医生认为，经常反复机械地点击鼠标，会使右手示指及其连带的肌肉、神经、韧带处于一种不间歇的疲劳状态中，使腕管周围神经受到损伤或压迫，导致神经传导被阻断，从而导致手掌的感觉与运动发生障碍。

另外，肘部经常低于手腕，而手高高地抬着，神经和肌腱经常被压迫，手就会开始发麻，手指失去灵活性，经常关节痛。手指频繁地用力，还会使手及其相关部位的神经、肌肉因过度疲劳而受损，造成缺血缺氧而出现麻木等一系列症状。

然而，这种病症也迅速成为一种日渐普遍的现代文明病——"鼠标手"，因为这些神经、肌肉和韧带在手掌根部都要通过一个管腔，即腕管，鼠标手在医学上也被称之为"腕管综合征"。得了这种病会出现手部逐渐麻木、灼痛、腕关节肿胀、手动作不灵活、无力等症状，到了晚上，疼痛会加剧，甚至让患者从梦中痛醒。据国外报道，甲状腺功能低下也可以引起腕管综合征。

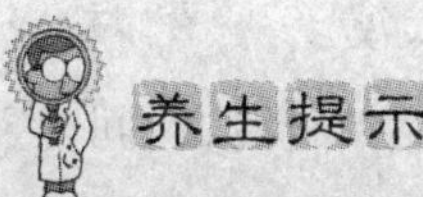

手腕保健很重要，不可忽视，如果进行大运动活动必须养成带护腕的习惯，比如举重、网球、羽毛球等。力量型训练都离不开腕部运动，不要反复刺激腕部，这样容易致肌腱受损或伤及腕部神经，使其失去正常稳定的转动功能。

类风湿性关节炎的针灸疗法

类风湿性关节炎又称类风湿,是一种病因尚未明了的慢性全身性炎症性疾病,以慢性、对称性、多滑膜关节炎和关节外病变为主要临床表现,属于自身免疫炎性疾病。该病好发于手、腕、足等小关节,反复发作,呈对称分布。早期有关节红肿热痛和功能障碍,晚期关节可能出现不同程度的僵硬畸形,并伴有骨和骨骼肌的萎缩,极易致残。

从病理改变的角度来看,类风湿性关节炎是一种主要累及关节滑膜(以后可波及关节软骨、骨组织、关节韧带和肌键),其次为浆膜、心、肺及眼等结缔组织的广泛性炎症性疾病。类风湿性关节炎的全身性表现除关节病变外,还有发热、疲乏无力、皮下结节、心包炎、胸膜炎、动脉炎、周围神经病变等。广义的类风湿性关节炎除关节部位的炎症病变外,还包括全身的广泛性病变。

针灸疗法

1. 取穴 大椎、身柱、至阳、筋缩、肝俞、肾俞、委中、太溪。

2. 配穴 风寒者配外关、阴陵泉、风门;风湿者配风池、曲池、行间;痰淤互阻者配膈俞、血海、丰隆;肾虚者可配用肾俞、命门、气海、关元;关节局部病变者加用关节局部取穴。

3. 操作 每次选取3~5穴,毫针刺用平补平泻法,得气后可加用温针灸或艾条灸,每穴可灸5分钟,艾炷灸3~5壮,每日或隔日灸1次。

与风湿性关节炎的区别

风湿性关节炎和类风湿性关节炎都是风湿免疫性疾病,但它们有根本的区别。

1. 发病情况不同 风湿性关节炎初发年龄以9~17岁多见,男女比例相当。类风湿性关节炎以中年女性多见。

2. 病因不同　风湿性关节炎是链球菌感染造成，而类风湿性关节炎是多种原因引起的关节滑膜的慢性炎症。

3. 症状不同　风湿性关节炎常累及大关节(膝关节、肘关节等)，造成关节的畸形，还有环形红斑、舞蹈症、心肌炎的症状。类风湿性关节炎往往侵犯小关节(尤其是掌指关节、近端指间关节、腕关节)，也会侵及其他大小关节，晚期往往造成关节的畸形，还可以出现类风湿结节和心、肺、肾、周围神经及眼等病变。

4. 治疗不同　风湿性关节炎以消除链球菌感染为主，青霉素是首选药物，同时对于关节疼痛、心肌炎等进行相关治疗。类风湿性关节炎以防止关节破坏，保护关节功能，最大限度地提高患者的生活质量为目标。用药应及早，应用慢作用抗风湿药。在关节疼痛肿胀期间应用非甾体抗炎药控制疼痛等症状。在出现内脏并发症时进行相关治疗。

5. 预后不同　风湿性关节炎治疗后关节无变形。类风湿关节炎晚期会出现关节畸形。

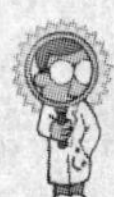

养生提示

类风湿性关节炎患者应避免劳累。虽然强身健体的主要措施是锻炼和劳作，但劳累过度会降低机体抵抗力，所以应注意劳逸结合，要适度进行活动与休息。其次要注意保暖，避免淋雨、受潮或受寒。季节更替的时候要注意增减衣物；出汗时及时擦干以防衣服潮湿；湿衣、鞋、袜及时更换；出汗后不可乘汗入浴(水温低于体温时；避免长时间接触冷水)，不可暴食冷饮，尤其是儿童。

第七章 皮肤科，守好自己的金钟罩、铁布衫

皮肤科疾病多有复发的特征，历来为较难根治的疾患之一。中医素有“治本”之说，如果能长期坚持，一定能起到“除根”的功效。针灸对治愈皮肤科疾病有很好的辅助作用，一般可以配合其他的疗法，比如刮痧、拔罐、汤药等，通过疏通经络，可有效调整人体微循环及内分泌，最终治愈皮肤方面的疾患。

神经性皮炎的针灸疗法

神经性皮炎又称为慢性单纯性苔藓病，是以阵发性皮肤瘙痒和皮肤苔藓化为特征的慢性皮肤病。若全身皮肤均出现较明显损害，又可称为弥漫性神经性皮炎。好发于颈部、腰骶、四肢等部位，病程迁延，常反复发作，比较顽固，多见于成年人，儿童一般不发病。季节性不明显，夏季稍多。病灶多在眼睑、头、颈、前臂、肩、背外侧、腰和阴部，也有的泛及全身。

根据皮损范围大小，临床分为局限性神经性皮炎和播散性神经性皮炎两种。局限性神经性皮炎表现为局部出现皮损，患处有阵发性瘙痒，出现成群粟粒和米粒大小的扁平丘疹，呈多角形、圆形或不规则形状，常呈淡红或淡褐色，皮纹加深，表面光滑覆盖有秕糠状鳞屑；播散型则为神经性皮炎扩散全身，皮损范围极大。

针灸疗法

1. **取穴**　以合谷、曲池、膈俞为主穴。

2. **配穴**　血热风盛者配外关、大椎；血虚生风者配肝俞、脾俞。

3. **操作**　根据证候施以适当补泻手法，一般以平补平泻为主。

其他疗法

1. 耳针

(1)处方：肝、肺、缘中、神门、交感、肾上腺、皮质下、内分泌、病变相应部位。

(2)方法：每次取3～4穴，结合耳部敏感点，常规消毒后用毫针弱刺激或中等刺激；或用耳穴压丸法，两耳交替使用。

2. 皮肤针

(1)处方：皮损局部。

(2)方法：消毒病灶局部后，用皮肤针叩刺，一般从皮损中心开始扣刺，由内向外叩刺，从局部潮红叩至皮损处微微渗血即可，并可加拔火罐，隔日 1 次。

民间小偏方

● 赤小豆花生枣蒜汤：带衣花生米 90 克，红枣、赤小豆各 60 克，大蒜 30 克。将花生、赤小豆和红枣放入锅内加水共煮汤，早晚饮用。此汤有除湿解毒、益气养血的功效。

● 金针瓜络蚌肉汤：金针菜 15 克，丝瓜络 10 克，蚌肉 30 克。将金针菜、丝瓜络及蚌肉加适量水煎汤，加盐调味。饮汤吃肉，每日 1 次，连用 10 日。此汤有清热通络、益气养阴的功效。

● 鱼腥豆带汤：鱼腥草 15 克，海带 20 克，绿豆 30 克。将鱼腥草、海带、绿豆加水煎汤，去鱼腥草，加适量白糖调味。饮汤食豆和海带，每日 1 次，连服 7 日。此汤有清热解毒的功效。

● 百合绿豆薏米粥：鲜百合 100 克，绿豆 25 克，薏米 50 克。将百合掰成瓣，去内膜，薏米、绿豆加水煮至五成熟后加入百合，用文火熬粥，加白糖调味，待凉后食用。此粥有除湿解毒、养阴清热的功效。

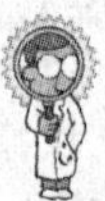

养生提示

神经性皮炎不易根治，针灸能起到清热除湿、调营和胃、宣肺疏肝的作用，对本病有一定的治疗作用，尤其是止痒效果良好。患者应心情放松，戒烟戒酒，起居有节。皮损处要防止热冷刺激，切忌过度搔抓。此病病因极为复杂，给治疗带来困难，患者应该与医生合作，建立治愈信心，尽可能避免各种可以致病的因素，如过多使用肥皂，用力搔抓，外用药不当及热水洗烫等。

荨麻疹的针灸疗法

荨麻疹俗称风团、风疙瘩、风疹团、风疹块（非风疹），由各种因素致使皮肤黏膜血管发生暂时性炎性充血与大量液体渗出而造成局部水肿性的损害。该病是常见的一种皮肤病，病发时有剧烈瘙痒感，发作及消退都很迅速，伴有腹痛、腹泻、发热或其他症状。常见的有慢性荨麻疹、急性荨麻疹、丘疹状荨麻疹与血管神经性水肿等。临床表现为：皮肤出现大小不一的白色或红色风团块，大如蚕豆，小如芝麻，扁平凸起，奇痒难忍，如虫行皮中，时隐时现，有灼热感，瘙抓后会增大增多，皮肤会呈现为不规则状。此病发作时间不一，一般可持续数小时或数十小时，消退后皮肤恢复正常。

针灸疗法

1. 方法一

（1）取穴：以委中、曲池、膈俞、三阴交为主穴。

（2）配穴：风热外袭者配外关、风池、大椎。

（3）操作：急性发病者，针刺用泻法；慢性反复发作者，针刺用补法或平补平泻法。

2. 方法二

（1）取穴：神阙。

（2）定位：神阙位于在腹中部，在肚脐中央。

（3）操作：现在神阙穴口上火罐后立即拔出，再立即叩上，反复进行闪罐，连续在神阙穴闪罐10次后留罐10～15分钟。小儿肌肤娇嫩，留罐时间可缩短至5～8分钟。

其他疗法

1. 耳针

(1)处方：肝、肺、大肠、神门、交感、内分泌、皮质下、肾上腺。

(2)方法：每次取3～4穴，结合耳部敏感点，常规消毒后用毫针弱刺激或中等刺激；或用耳穴压丸法，两耳交替使用。

2. 刺络拔罐

(1)处方：委中、血海、曲泽、曲池、大椎。

(2)方法：根绝疹发部位，以大椎加所在部位穴位，用三棱针刺破穴位所在处的经脉出血，血止后加拔火罐。

荨麻疹的预防措施

1. 注意饮食，避免诱因　荨麻疹的发病与饮食有一定的关系，某些食物可能是诱因，例如鱼虾海鲜，含有人工色素、防腐剂、酵母菌等人工添加剂的罐头、腌腊食品、饮料等都可诱发荨麻疹。另外，过于酸辣等有刺激性的食物也会降低胃肠道的消化功能，使食物残渣在肠道内滞留的时间过长，产生蛋白胨和多肽，增加人体过敏的概率。

2. 注意药物因素引起的过敏　在临床中，有些药物可以引起荨麻疹，如青霉素、四环素、氯霉素、链霉素、磺胺类药物、多粘霉素等抗生素、安乃近、阿司匹林等解热镇痛剂等。某些中成药如感冒清、牛黄解毒片等也可导致过敏，引起荨麻疹的发生。

3. 积极治疗原有疾病　荨麻疹既是一种独立的疾病，也可能是某些疾病的一种皮肤表现。能导致荨麻疹的疾病较多，感染性疾病有：寄生虫感染如肠蛔虫、蛲虫等；细菌性感染如龋齿、齿槽脓肿、扁桃体炎、中耳炎、鼻窦炎等；病毒性感染如乙型肝炎等；真菌感染如手足癣等。另外，糖尿病、甲亢、月经紊乱，甚至体内潜在的肿瘤等，都可能引起荨麻疹。因此，有效地诊断和治疗原有的疾病，有助于消除荨麻疹。

4. 注意保持身心健康　慢性荨麻疹的发作和加重，与人的情绪或心理应激有一定的关系。预防与治疗慢性荨麻疹，关键在于保持健康心态，提高身体抵抗力。

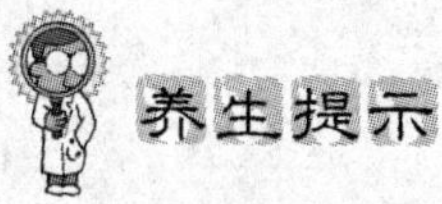

针灸对治疗荨麻疹的效果非常不错，尤其治疗急性期荨麻疹的瘙痒症状效果更加明显，但对慢性经常发作者，收效则比较缓慢。患者在治疗期间应该注意饮食起居，避免食入易致敏药物和食物，远离过敏源，保持大便通畅。

带状疱疹的针灸疗法

带状疱疹是由水痘带状疱疹病毒所引起的，以沿单侧周围神经分布的簇集性小水疱为特征。中医把这种带状疱疹称为“缠腰火丹”、“缠腰火龙”。民间还有“蛇串疮”、“蜘蛛疮”、“蛇丹”的俗称。带状疱疹发病初为皮肤潮红，出现水疱并互不融合，簇集成片排列成带状，伴有剧烈的神经痛，发病后期水疱干燥、结痂、脱落，有暂时性的色素沉着。发病原因多与饮食失调、情志不遂等有密切关系。

中医学认为，带状疱疹乃由火热病毒郁于皮肤，经络阻滞，气血壅遏而发病。此病最常见于腰部或胸胁部，亦可见于头面部、四肢及外阴部，严重者可伴有头痛、发热、食欲不振、倦怠等全身症状，皮损消退后，可遗留顽固性神经痛。

针灸疗法

1. 方法一

(1)取穴：病变局部。

(2)操作：采用艾灸法。按艾卷药条回旋灸法操作。取一根药条，点燃药条一端，在病变部位均匀缓慢地向上下左右回旋移动，灸 20～30 分钟，灸 1 次即可。

2. 方法二

(1)取穴:患处。

(2)操作:采用敷灸法。按敷灸法操作。明矾90克,七叶一枝花50克,明雄黄60克,琥珀60克,蜈蚣20克,取黄连20克。先将蜈蚣放烤箱内烤黄,然后取上药研为细粉,经100目筛选过,混匀装瓶备用。用时取适量药粉,用麻油调成糊状,将药糊涂在纱布上敷贴患处,每日1次,一般连用3~6日。

其他疗法

1. 刺络拔罐

(1)处方:病灶局部。

(2)方法:在疱疹周围用三棱针刺络出血,再用火罐拔在针孔上,使之出血,每日1次。

2. 皮肤针

(1)处方:病变区相应阶段之华佗夹脊穴、病灶周围。

(2)方法:以中等强度叩刺,叩刺周边皮肤及疱疹,以刺破疱疹、病变边缘皮肤变红为度,疱内液体流出,皮损局部叩刺后加拔火罐。

3. 耳针

(1)处方:肺、肝、交感、神门、皮质下、肾上腺相应部位。

(2)方法:每次取3~4穴,结合耳部敏感点,常规消毒后用毫针强刺激或中等刺激;或用耳穴压丸法,两耳交替使用。

带状疱疹的临床表现

本病夏秋季的发病率较高。发病前阶段,常有低热、乏力症状,将发疹部位有疼痛、烧灼感,三叉神经带状疱疹可出现牙痛。本病最常见为胸腹或腰部带状疱疹,约占整个病例的70%;其次为三叉神经带状疱疹,约占20%,损害沿三叉神经的三支分布;而60岁以上的老年人,三叉神经较脊神经更易罹患。

疱疹初起时颜面部皮肤呈不规则或椭圆形红斑,数小时后在红斑上发生水疱,逐渐增多并能合为大疱,严重者可为血疱,有继发感染则为脓疱。数日后,疱浆浑浊而吸收,终呈痂壳,1~2周脱痂,遗留的色素也逐渐消退,一般不留瘢痕,损害不超越中线。老年人的病程常为4~6周,也有超过8周者。

口腔黏膜的损害，疱疹多密集，溃疡面较大，唇、颊、舌、腭的病损也仅限于单侧。三叉神经第一支除额外，可累及眼角黏膜，甚至失明；三叉神经第二支累及唇、腭及颞下部、颧部、眶下皮肤；三叉神经第三支累及舌、下唇、颊及颏部皮肤。

带状疱疹常伴有神经痛，但多在皮肤黏膜病损完全消退后1个月内消失，少数患者可持续1个月以上，称为带状疱疹的后遗神经痛，常见于老年患者，可存在半年以上。

养生提示

带状疱疹治疗期间应注意营养，要卧床休息，还应穿柔软清洁的棉制内衣，以减轻与皮肤间的摩擦。倘若疼痛影响睡眠，可适当服些镇静止痛药。春季是多种传染病流行的季节，老年人及体质虚弱者要尽量少去空气不洁的公共场所，以免感染。平时生活起居要有规律，保持心情愉快，坚持锻炼身体。

斑秃的针灸疗法

斑秃又称圆形脱发，俗称“鬼剃头”，是一种骤然发生的局限性斑片状的脱发性毛发疾病。其病变处头皮正常，无自觉及炎症症状。本病发作过程较为缓慢，症状较轻者多可以自行缓解。斑秃有普秃和全秃之分，普秃为全身上下所有毛发均脱落者，全秃则为整个头皮上的毛发全部脱落。

目前，引发斑秃的原因较为复杂，并不十分明确，医学上认为，诱发斑秃的一个重要因素是情绪因素。不少患者在发病前都有精神创伤，如长期忧虑、悲伤、焦急、情绪不安和精神紧张等。有时患者在病程中，精神紧张，压力过大也会使病情迅速加重。另一种常见的脱发是雄激素源性脱发，过去称为脂溢性脱发，这也与情绪紧张、工作压力、遗传等有关系。中医学认为，斑秃与肝肾不足、血淤毛窍、气血两虚有关。肝藏血，肾藏精，精血不足则发无生长之源；发为血之余，气虚则血难生，毛根未得濡养，故发落成片；阻塞血路，新血不能养发，故发脱落。斑秃症状多见于青年。

针灸疗法：

1. 取穴　以太渊、百会、风池、足三里、脱发局部为主穴。

2. 配穴　血虚者配肾俞、隔俞、气海；血淤者配太冲。

3. 操作　采用毫针刺法，施以平补平泻手法。斑秃局部的针刺为在斑秃区之左、右、上、下各平刺一针，针尖均刺向斑秃中心，也可在斑秃区施以艾炷隔姜灸或艾条温和灸，灸至患部皮肤微红，每日或隔日 1 次。

其他疗法

1. 皮肤针

(1)处方：斑秃局部。

(2)方法：常规消毒后，用皮肤针在斑秃区边缘，螺旋状向脱发部位中心均匀轻轻叩刺，以局部充血为度，每日或隔日 1 次，至头发完全恢复为止。

2. 耳针

(1)处方：肾、肝、交感、皮质下、肾上腺、内分泌。

(2)方法：每次取 3 ~4 穴，结合耳部敏感点，常规消毒后用毫针弱刺激或中等刺激；或用耳穴压丸法，两耳交替使用。

斑秃的并发症

斑秃的出现并不是孤立的，往往有其他疾病相伴随。

1. 甲病变　病变程度可与脱发程度呈正比。

2. 遗传过敏性疾病　常伴有过敏性鼻炎、遗传过敏性皮炎、哮喘和荨麻疹等。

3. 自身免疫性疾病　包括白癜风、溃疡性结肠炎、恶性贫血、系统性红斑狼疮、类风湿性关节炎、硬皮病、重症肌无力等。

4. 眼病　包括下垂性瞳孔缩小、眼球内陷、血管和色素性畸形、晶状体浑浊和白内障等。

一般病情轻者预后较佳，患者可逐渐或迅速长出黄白色纤细柔软的毳毛，以后逐渐粗黑，终于恢复正常。一般地，枕部 1 ~ 2 片斑秃者，无明显进展者易自愈。病情重者预后较差。发生于儿童的全秃者较难恢复，但也有经 20 ~ 30 年而自己恢复的。约半数病例复发，尤以儿童更多，也易发展为全秃。

斑秃的预防措施

1. **生活调理** 患者应讲究头发卫生，不要用碱性太强的肥皂洗发，不滥用护发用品，平常理发后尽可能少用电吹风。

2. **饮食调理** 饮食要多样化，克服和改正偏食的不良习惯。斑秃是一种与饮食关系密切的病症，要根据局部的皮损表现辨证和分型，制定食疗方案。

3. **精神调理** 注意劳逸结合，保持心情舒畅，切忌烦恼、悲观和动怒。发现本病后，在调治中要有信心和耐心，处方用药不宜频繁更换，应该守法守方，坚持治疗，不急不躁。

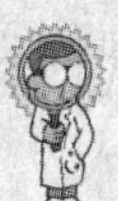

养生提示

针灸之法用于局部斑秃治疗有良好的效果，但若患者毛发为全秃，效果则不显著。皮肤针局部叩刺结合局部艾条温和灸是本病十分常见而有效的方法。患者在治疗期间，应该解除精神负担，保持心情舒畅，不宜用碱性强的洗发液或肥皂洗发。应该注意调理饮食，制定食疗方案，以保证营养的供应。另外，患者在发现本病后，在调治中要有耐心和信心，不宜频繁更换处方用药，应该守法守方，不急不躁，坚持治疗。

痤疮的针灸疗法

青春痘、粉刺统称为痤疮,是指人体的面、肩、颈、胸、背项等部位的局部皮肤表面出现的分散独立、形如粟米,分布与毛孔一致的小丘疹或黑头丘疹,用力挤压,可见有白色米粒物溢出,且此愈彼起,反复出现。痤疮是青春期最常见的皮脂腺疾病之一,因为青春期性腺成熟、睾丸酮分泌增加、皮脂腺代谢旺盛、排泄增多,毛囊口被过多的皮脂堵塞,感染细菌而引发炎症所致。过量食用糖类、脂肪等食物也容易引发痤疮,青春期过后多可自愈。

中医称,痤疮虽生长在皮肤表面,但与脏腑功能失调紧密相连,而面鼻及胸背部属肺,故本病常由肺经风热阻于肌肤所致;或因青春之体,阳热上升,血气方刚,与风寒相搏,郁阻肌肤所致;或因过食油腻、辛辣、肥甘食物,湿热内生,脾胃蕴热,熏蒸于面而成。

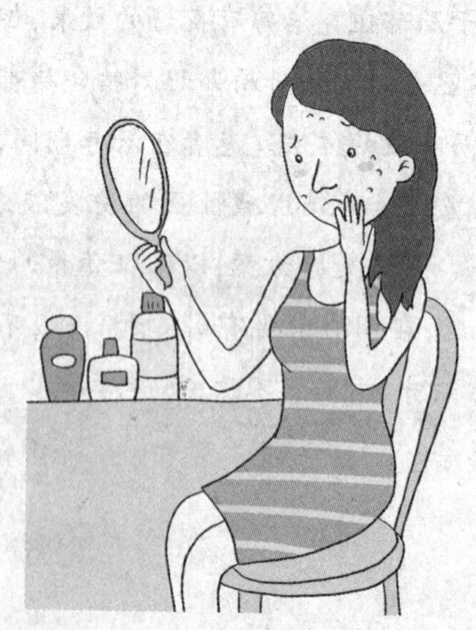

针灸疗法

1. **取穴**　合谷、曲池、足三里、丰隆、内庭等病变局部穴位。

2. **配穴**　肺经风热者配大椎、肺俞、外关；脾胃湿热者配脾俞、鱼际、内庭；冲任失调者配血海、关元、膈俞。病变局部腧穴有迎香、四白、地仓等。

3. **操作**　采用毫针泻法，面部穴位用细针沿皮刺，中等或弱刺激，隔日1次。

其他疗法

1. **耳针**

(1)处方：胃、肺、神门、大肠、面颊、交感、内分泌、皮质下。

(2)方法：每次取3~4穴，结合耳部敏感点，常规消毒后用毫针刺激强或中等刺激；或用耳穴压丸法，两耳交替使用。

2. **挑治法**

(1)处方：两肩胛区第一至七胸椎两侧探寻敏感点或淡红色疹点。

(2)方法：常规消毒后，用三棱针挑断疹点处的2~3根皮下纤维，挤出血水或黏液，用干棉球按压伤口。

3. **刺络拔罐**

(1)处方：肺俞、脾俞、胃俞、膈俞、大椎。

(2)方法：皮肤常规消毒后，用三棱针点刺，微见出血后，在点刺处加拔火罐，每周1次。

痤疮的治疗原则

(1)中医辨证施治，恰当结合西医治疗可获取更高疗效。

中医治疗原则：中医分层疗法，遵循辨证施治，以清热解毒、消痈散结首要目标，尽早恢复机体阴平阳秘状态；

西医治疗原则：抗菌消炎，避免脑部感染、全身感染。

(2)痤疮患者除了积极遵从医嘱治疗外，还要注重日常生活中的一般治疗，以预防痤疮的再次发生和加重。

(3)要保持愉快的心情和规律的生活，因为情绪不良、生活不规律会引起或加重痤疮。要戒烟限酒，特别是不饮烈性酒，不喝浓咖啡和浓茶，还要少食辛辣刺激食物，少食糖果及高脂食物，多吃蔬菜水果，保持大便通畅。

（4）局部护理方面尤其要注意不要挤压皮疹，注意面部清洁，油性皮肤用碱性稍大的香皂，干性皮肤用碱性低些的香皂或洁面乳，有脓疱或囊肿者洗脸时不要过于用力，以免皮损破溃。

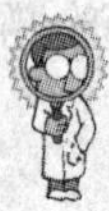

养生提示

针灸对本病有一定的疗效，本病易反复发作，病程较长者，疗程也长。饮食宜清淡，多食水果、蔬菜，保持大便通畅；保持面部清洁，禁止挤捏粉刺、丘疹或脓疱，以防感染。治疗期间请勿用化妆品及外擦膏剂，洗脸时宜用温水，用硫磺肥皂清洁皮肤，以减少油脂附着面部而堵塞毛孔。避免熬夜，多休息，保证足够的睡眠。痤疮患者大多有"内热"情况，在饮食上应多选用具有清热、生津润燥作用的食品，如鸭肉、兔肉、芹菜、丝瓜、西红柿、莲藕等。宜吃粗纤维食物，如全麦面包、粗粮等，可促进肠胃蠕动，加快代谢。避免过量食用糖类、脂肪食品，忌食辛辣刺激性食物，多食新鲜蔬菜及水果，戒除烟酒，保持大便通畅。

雀斑的针灸疗法

雀斑是指发于颜面等处并散布在脸上的黑褐色斑点。临床表现为针尖至扁豆大小的黄褐色或暗褐色斑点，呈密集或散在状，边界明显。色素斑呈点状或圆形、卵圆形，或呈各种不规则的形态，多发于颜面、颈部，尤其是鼻与两颊周围最为常见，大小为针尖至米粒大，直径一般在2毫米以下，呈淡褐色至深褐色不等；分布数量少则几十个，多则成百，多数呈密集分布，但互不融洽，孤立地布散在面部周围，严重者也可见于手背、颈、耳前后、耳腔、肩臂等躯体暴露的部位，多数呈对称性。

针灸疗法

1. **取穴** 雀斑斑点或斑块。

2. **操作** 选择大、小适中的平头火针，在酒精灯上烧红，对准雀斑速刺。雀斑色深，针刺力度宜略大，点刺速度宜稍慢；雀斑色浅，针刺力度宜略小，点刺速度宜稍快。

雀斑的预防措施

1. **洗脸要彻底** 美容家的主张是进行“双重洗脸”，即使用卸妆水后，再使用洁面乳液，这才是正确的洗脸方法。

2. **警惕有害护肤品** 护肤品最好在一个季节里就用完，其中含有的铅、粗糙油脂成分都对肌肤十分不利，易导致雀斑出现。

3. **卸装应即时** 最好把化妆的时间缩短。回家后要马上卸妆，而不是等到睡觉前才卸妆。

4. **注意防晒和美白** 每天涂抹防晒霜必不可少，同时还要兼顾美白护理，能净化、均匀肤色。

5. **每天用淘米水洗脸** 淘米水中所含的成分可洗去脸上的污垢，其中所含的维生素 B、维生素 E 也可帮助保持肌肤的滋润。方法是用洁面乳洗脸后，用淘米水按摩肌肤 3 分钟，再用温水清洗。每天坚持可预防雀斑的生长。

雀斑的注意事项

1. **防晒** 日光的暴晒或 X 线、紫外线的照射过多皆可促发色斑，并使其加剧，甚至室内照明用的荧光灯也因激发紫外线而加重色斑，所以可以认为色斑是一种物理性损伤性皮肤病。日晒可以使黑色素活性增加致使表皮基底层黑致素含量增多，色斑形成。

2. **防止各种电离辐射** 要慎用各种玻壳显示屏、各种荧光灯、X 射线机、紫外线照射仪等。这些不良刺激均可产生类似强日光照射的后果，甚至比日光照射的损伤还要大，其结果是导致色斑加重。

3. 慎用创伤性的治疗 要慎用冷冻、激光、电离子、强酸强碱等腐蚀性物质，否则容易造成毁容。

4. 禁忌使用有害斑霜 禁忌使用含有激素、铅、汞等有害物质的“速效祛斑霜”，因为不良反应太多，严重者可以造成上百种的不良反应，导致毁容。

5. 戒掉不良习惯 如喝酒、抽烟、熬夜等。要注意休息和保证充足的睡眠。睡眠不足易致黑眼圈，皮肤变灰黑。

6. 多吃水果蔬菜 如西红柿、草莓、黄瓜、桃等。

7. 保持良好的情绪 精神焕发则皮肤好，情绪不好则会有相反的作用。

8. 避免刺激性的食物 刺激性食物易使皮肤老化，尤其是咖啡、浓茶、香烟、可乐、酒等，吃得越多，老化会越快，导致黑色素分子浮在皮肤表面，使黑斑扩大。

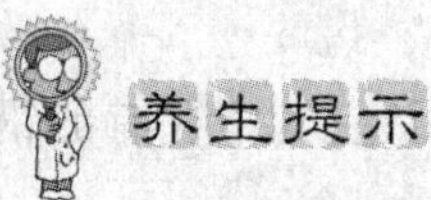

在进行针灸治疗时，要注意对针具进行严格消毒，不宜刺得过深，针后保护疮口，勿沾水及手抓。若有感染应及早用抗生素，结痂期间和痂皮刚脱落时不宜使用化妆品。患者应根据雀斑数量多少，分期进行治疗。

老年性皮肤瘙痒症的针灸疗法

老年性皮肤瘙痒症是老年人常见的皮肤疾病。现代医学研究表明，老年性皮肤瘙痒症多是由于激素水平生理性下降、皮肤老化萎缩、皮脂腺和汗腺分泌功能的减退使皮肤含水量减少、缺乏皮脂滋润、易受周围环境因素刺激诱发等所致。

老年性皮肤瘙痒症多见于60岁以上的老年人，男性的发病率比女性高，晚间瘙痒比白天严重。主要表现为皮肤干燥变薄，表面有糠秕状的脱屑，长期的搔抓，皮肤上会出现许多抓痕、色素沉着、血痂、苔藓样变，重者可以发生皮肤感染。人到老年，常因情绪波动、温度变化等诱发皮肤瘙痒症，这种病常被看作“鸡毛蒜皮”而被忽视。但因迁延不愈而病情时轻时重，久而久之会影响老人情绪，造成失眠，甚至于变得脾气暴躁，烦躁不安，应引起老年人的重视。

针灸疗法

1. **取穴**　血海、太溪。

2. **操作**　令患者将一侧下肢充分暴露并取舒适仰卧位，常规消毒后毫针直刺太溪穴0.8寸，施以捻转补法1分钟之后，留针30分钟并隔10分钟加强手法一次，留针同时，医者右手如持笔写字状，持艾条将点燃端对血海穴处施以局部温热，以不致烫伤为度，温和灸15分钟。左右两侧穴位交替施术，每日1次，10次为1个疗程。

如何将瘙痒减轻到最低程度

1. **保持心情愉快**　转移对“痒”的注意力，防止精神因素加重全身瘙痒。要尽力避免搔抓，以防并发感染。

2. **要注意皮肤保养**　老年人皮肤因为生理性退化的缘故，缺乏足够皮脂保护，皮肤干燥缺水，洗澡过勤会使皮肤愈显干燥，如洗澡水过热、用碱性大的肥皂或用力搓澡，都会加重皮肤干燥瘙痒的状态。另外，由于冬天气温较低、出汗量少，沐浴的次数应减少，洗澡的方式以淋浴为佳，水温避免过高，也不要用力搓澡，浴后在全身或常瘙痒的部位涂抹含油脂较多的润肤液以保持皮肤的滋润度。

3. **要注意衣物的选择**　毛或混纺的毛巾、袜子、内衣裤或质地粗糙的内衣，对皮肤有刺激作用，近年来保暖内衣非常流行，但有的保暖内衣是由多种复合夹层材料制作而成，两层普通棉织物的中间夹一层蓬松的化学纤维，以此来阻止人体皮肤与外界进行气体和热量交换，从而达到保暖的目的。这种含化纤成分的衣物穿在人身上容易产生静电，这些静电在人体周围可产生大量阳离子，它可以使人体皮肤的水分减少，皮屑增多，同时，现在一些质量低劣的衣物中含有过多甲醛，甲醛也会导致人产生一些皮肤病，引起皮肤瘙痒。所以，老年人应尽量选择纯棉衣物，穿着也应宽松。

4. **要注意饮食** 饮食宜清淡，忌烟、酒、浓茶及咖啡，少用辛辣刺激性食物，忌食易致过敏的食物。研究表明，过多过勤地嗜烟酒、饮浓茶、喝咖啡或食辛辣食物，对皮肤也是一种刺激，皮肤会因刺激而产生瘙痒感。因此，戒掉不良嗜好对于老年皮肤瘙痒的防治十分重要。同时，多吃牛奶、蛋类、瘦肉、豆制品及新鲜蔬菜和水果，也可适量补充维生素C、维生素B及为维生素E等，还要适量喝水，以补充体内水分。

5. **用药要慎重** 不适当的外用药常刺激皮肤，加剧瘙痒。可以用炉甘石洗剂、止痒水及激素类软膏。

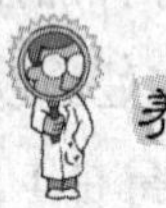

养生提示

老年性皮肤瘙痒症患者在日常生活起居上也要注意，创造良好的生活环境，保持精神愉快、心情舒畅。提高身体素质，这些对防止皮肤瘙痒症的发生也有一定作用。另外，洗澡次数要适当，不宜过频，如无出汗，一般每周1次即可，并且洗澡时水温不宜过高（以35℃～40℃为佳）、时间不要过长（10～20分钟为宜）。洗浴时用羊毛脂皂、婴儿皂，避免用碱性大的肥皂，如能在浴水中加几滴浴油（植物油也可）则更好，既可使皮肤滋润，又能减轻瘙痒症状。浴后可全身涂些甘油水（1份甘油加2份水）或滋润霜。

瘾疹的针灸疗法

瘾疹是一种皮肤上出现的红色或苍白风团，时隐时现的瘙痒性、过敏性皮肤病。《医宗金鉴·外科心法要诀》云："此证俗名鬼饭疙瘩，由汗出受风，或露卧乘凉，风邪多中表虚之人。初起皮肤作痒，次发扁疙瘩，形如豆瓣，堆累成片，日痒甚者，宜服秦艽牛蒡汤，夜痒重者，宜当归饮子服之。"

本病以皮肤上出现瘙痒性风团，发无定处，骤起骤退，消退后不留任何痕迹为临床特征。一年四季均可发病，老幼都可罹患，约有 15% ~20% 的人一生中发生过本病。临床上可分为急性和慢性，急性者骤发速愈，慢性者可反复发作。

针灸疗法

1. 取穴　合谷、曲池、血海、委中、膈俞。

2. 配穴　风邪袭表加外关、风池；胃肠积热加内庭；湿邪较重加阴陵泉、三阴交；血虚风燥加足三里、三阴交；呼吸困难加天突；恶心呕吐加内关。

3. 操作　针用泻法，风寒束表或湿邪较重者可灸，血虚风燥者只针不灸，补泻兼施。膈俞不得针刺过深，以免伤及肺脏。

其他疗法

1. 耳针

(1)取穴：神门、肺区、枕部、肝区、脾区、肾上腺、皮质下。

(2)操作：针刺后留针 1 小时，每次选 2 ~3 穴。

2. 刺血疗法　分别在双耳尖、双中指尖经常规消毒后，用三棱针刺之，挤出少许血液。

3. 注射疗法　西医治疗对急性者，可选用抗组胺制剂、钙剂、硫代硫酸钠等。病情严重者，可短期内应用皮质类固醇激素，如地塞米松、氢化可的松等。若出现喉头水肿，呼吸困难，应给予 0.1% 肾上腺素皮下或肌内注射，静脉注射地塞米松。若出现窒息，应行紧急气管切开术。

瘾疹的诊断

1. 风热犯表者　风团鲜红，灼热剧痒，遇热则皮损加重；伴发热恶寒，咽喉肿痛；舌质红，苔薄白或薄黄，脉浮数。

(1)辨证分析：风热之邪客于肌肤，外不得透达，内不得疏泄，故风团鲜红、灼热，遇热则皮损加重；风盛则剧痒；营卫不和则发热恶寒；风热壅肺可致咽喉肿痛;舌质红、苔薄黄或薄白,脉浮数为风热犯表之象。

(2)治法:疏风清热。

(3)方药:消风散加减。

2. **风寒束表者**　风团色白,遇风寒加重,得暖则减,口不渴;舌质淡、苔白,脉浮紧。

(1)辨证分析:白色主寒,风性瘙痒,风寒外袭,营卫不和,故风团色白,皮肤瘙痒;寒性阴冷,故皮损得热则减,遇寒加重;阴津未伤,故口不渴;舌质淡、苔白,脉浮紧为风寒束表之象。

(2)治法:疏风散寒。

(3)方药:桂枝汤或麻黄桂枝各半汤加减。

3. **血虚风燥者**　风团反复发作,迁延日久,午后或夜间加剧;伴心烦易怒,口干,手足心热;舌红少津,脉沉细。

(1)辨证分析:血虚日久则肌肤失养,化燥生风,风气搏于肌肤,故风团、瘙痒反复迁延日久;津血同源,血虚亦致阴血不足,虚火内生,故伴心烦易怒,口干,手足心热;虚热内扰阴分则午后或夜间症状加剧;舌红少津、脉沉细为血虚津伤、虚热内生之象。

(2)治法:养血祛风润燥。

(3)方药:当归饮子加减。

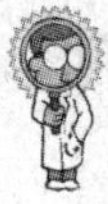

养生提示

瘾诊患者应禁食或禁用某些对机体过敏的食物和药物,致敏物品应避免接触,积极防治某些肠道寄生虫病,还要忌食鱼腥虾蟹,辛辣、葱、酒等。患者应注意气温变化,自我调适寒温,加强体育锻炼。

第八章 妇科疾病，妇科病的针灸调养与保健

妇科病让很多女性朋友苦不堪言，造成很大的心理负担和精神压力。得了妇科疾病应该及时就医，并在医生的指导下进行有针对性的治疗。对于某些妇科疾病，我们也可以采用针灸方法来治疗，效果较为显著，以内至外，让女性患者最终治愈，恢复健康，焕发新生美态。

月经不调的针灸疗法

月经不调也称月经失调，是指月经的周期、时间长短、颜色、经量、质地等发生异常改变的一种妇科常见疾病。临床表现为月经时间的延后或提前、量或少或多、经质或清稀或赤稠、颜色或淡红或鲜红，并伴有小腹胀满、腰酸腰痛、精神疲倦、心跳快、心胸烦闷、头晕，容易发怒、夜晚睡眠不好等症状。引发月经不调的原因很多，大多数患者都由于体质虚弱、内分泌失调所致，而器质性病变如生殖道感染、内分泌病、血液病、肿瘤（子宫肌瘤、卵巢肿瘤等）、高血压病、肝病、流产、宫外孕、葡萄胎等疾病也可引起月经失调。中医认为，月经不调是因气血失于调节而导致血海蓄溢失常，多由肾气虚衰或者肝气郁滞所致。

针灸疗法

1. **主穴**　关元、三阴交、足三里、地机、合谷。

2. **配穴**　寒实证配归来；虚寒证者配归来、命门；气虚证者配脾俞；肾虚证者配太溪；肝郁证者配太冲、期门。另外，月经过多者配地机、隐白；胸肋胀痛者加阳陵泉、支沟；腰骶疼痛者加大肠俞、肾俞；腹痛明显者配中脘。

3. **操作**　每次选取 3 ~ 5 穴，根据证候虚实，毫针刺用泻法、补法或平补平泻法，虚则补之，实则泻之，虚寒者或寒湿者可重用或加用灸法，艾条灸每穴可灸 5 分钟，艾炷灸每穴可灸 3 ~ 5 壮，也可对腰骶部或腹部穴位加用拔罐疗法。

如何判断月经量

女性一旦出现月经不调，便预示着女性正常的生理过程也发生了故障。长期如此，轻者会加速容颜衰老，严重者将导致妇科重症。

月经是周期性子宫出血的生理反应，怎样才能知道月经量多了还是少了呢？正常的月经量应该是每次 60 毫升。这就需要我们平时留意卫生巾的使用量，每个周期不超过两包。假如每次用三包卫生巾还不够，每片卫生巾都是湿透的，就属于经量过多；相反，每次月经一包都用不完，则属经量过少，应及早去看医生。

月经周期则有很大的个体差异，有人短至20天，还有人长达36天，这都算正常。据有关调查统计，被调查者中真正每次都能在28～30天来一次月经者大概只占10%。只要每次月经的间隔周期都是一样的就正常。不规则的提前或延后都是不正常的，很可能是某种疾病的症状。

月经正常来潮是成熟女性身体健康的重要标志。许多女性发生月经失调后，只是从子宫发育不全、急慢性盆腔炎、子宫肌瘤等妇科疾病去考虑，而忽视了在子宫之外去找原因。殊不知，许多不良习惯因素也可能导致月经失调。

常见的月经失调情况

(1)月经量过多者，可用长效避孕药，因为避孕药中含有一定的激素可以使月经量减少。

(2)月经过多的女性，如果想要选择节育器避孕的话，在放置避孕环时，应选择含孕酮等药物的活性宫内节育器以减少出血。

(3)月经过少或经常闭经者不应选用避孕药来避孕，否则会导致长期闭经，可放置宫内节育器。无论是哪一种月经异常，都可采用阴茎套或阴道隔膜避孕。

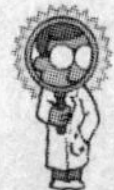

养生提示

月经不调患者应注意保暖，避免寒冷刺激，还应注意卫生，预防感染，避免过劳。经血量多的患者忌食红糖，还要防止过度节食。戒烟限酒，多食用谷类、瘦肉、深绿叶蔬菜及含钙丰富的食物，不宜过食生冷。注意保持精神愉快，避免精神刺激和情绪波动。个别在月经期有乳房胀痛、腰酸、下腹发胀、容易疲倦、嗜睡、轻度腹泻、易怒或易忧郁等现象，均属正常，不必过分紧张。月经不调患者不宜吃酸辣等刺激性食物，应保持大便通畅，多饮开水。注意要选择棉质、柔软的内裤，要勤洗勤换，换洗的内裤要放在阳光下晒干。

痛经的针灸疗法

痛经是指女性经期及经行前后,出现周期性腹痛,痛引腰骶,甚至痛致晕厥为主要表现的月经病。痛经以年轻女性较为多见,随月经周期而发,轻者下腹坠痛、阵痛或隐痛,严重者可伴恶心呕吐、手足厥冷,冷汗淋漓,甚至剧痛晕厥,对生活和工作带来很大影响。

目前临床常将痛经分为原发性和继发性两种,原发性痛经又称功能性痛经,多指生殖器官无明显病变者,青春期、未婚及已婚未育者较为常见,此种痛经在正常分娩后可缓解或消失;继发性痛经是由生殖器官器质性病变,如急、慢性盆腔炎,子宫狭窄、阻塞,子宫内膜异位症等所引发的疼痛。

三阴交为人体大穴,是全身“十总穴”之一。“三阴交”者,三条阴经相交之谓,即足太阴脾经、足少阴肾经、足厥经肝经交会于此,因此,三阴交穴的作用十分广泛,既能健脾渗湿、生血养血,又能益肾通阳,还能疏肝理气、活血调经,对女性痛经很有帮助。

针灸疗法

1. **定位** 三阴交位于小腿内侧,当足内踝尖上 3 寸,胫骨内侧缘后方。

2. **操作** 直刺 1.0 ~ 1.5 寸,得气后将针提至皮下,调整针尖向上,行提插、捻转手法,使针感上行至下腹。留针 30 分钟,留针期间每隔 5 ~ 10 分钟运针 1 次。

三阴交穴的神奇作用

(1)保养子宫和卵巢。人体的任脉、督脉、冲脉这三条经脉都同起于胞宫(子宫和卵巢)。每天晚上 5 点至 7 点,肾经当令之时,用力按揉每条腿的三阴交穴各 15 分钟左右,能保养子宫和卵巢,促进任脉、督脉、冲脉的畅通。女人只要气血畅通,就会面色红润,睡眠踏实,皮肤和肌肉不垮不松。

(2)紧致脸部肌肉，使脸部不下垂，饮食规律，脾不易受到伤害。饮食无节制，喝酒无节制，伤了脾，脸部肌肉会松弛得比较明显，老态骤然显现。经常伤害脾，脸及全身肌肉都会更快的松弛。如果想在40岁之后，还能对抗地球的引力，保证脸部和胸部不下垂，除了饮食要规律之外，还要经常在晚上9点左右，三焦经当令之时，按揉左右腿的三阴交穴各20分钟以健脾，因为三阴交是脾经的大补穴。

(3)调月经、去斑、去皱、祛痘。三阴交是脾、肝、肾三条经络相交汇的穴位。其中，脾化生气血，统摄血液。肝藏血，肾精生气血。女性气血足，月经先期、月经后期、月经先后无定期、不来月经等统称为月经不调的疾病都不易患，而女人脸上长斑、痘、皱纹，其实都与月经不调有关。只要每天晚上9点至11点，三焦经当令之时，按揉两条腿的三阴交各15分钟，能调理月经，祛斑、祛痘、去皱。

(4)改善性冷淡。很多女性面对高压的生活节奏，或者因为自身饮食结构或生活习惯不合理，导致性冷淡。这样不但自己少了很多生活的乐趣，还影响夫妻感情，容易导致家庭不稳。三阴交是一个大补穴，能补气补血，提升女人的性欲，让女人逃离性冷淡，重温浪漫人生。每天晚上5点至7点，肾经当令之时，按揉三阴交，提升性欲的效果最好。坚持一个月，定能收到你想要的效果。

(5)调治肌肤过敏、湿疹、荨麻疹、皮炎等。三阴交是脾经的大补穴，脾的功能之一是能够把人体的水湿浊毒运化出去。每天中午11点，脾经当令之时，按揉左右腿的三阴交各20分钟，有利于身体里面的湿气、浊气、毒素更好地排出。皮肤之所以过敏，出现湿疹、荨麻疹、皮炎等，都是体内的湿气、浊气、毒素在捣乱。只要按揉三阴交，把这些讨厌的调皮鬼赶出去，不出一个半月，皮肤就能恢复光洁细腻，干净无暇了。

(6)保持血压稳定。三阴交是一个智能调节穴位。血压过高或过低者，每天11点至13点，心经当令之时，用力按揉两侧的三阴交各20分钟，坚持两三个月，能把血压调理至正常值。

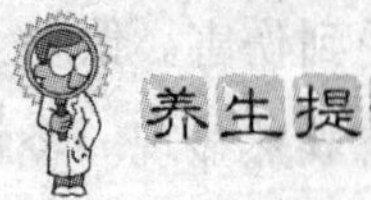

痛经患者要注意并讲究经期卫生,经前期及经期不吃生冷和辛辣等刺激性强的食物。心理上对月经的紧张、恐惧应予以消除,抛开思想顾虑。可以适当参加劳动和运动,但要注意适度,平时还应注意改善营养状况,并要积极治疗慢性疾病。另外,喝些热的红糖姜水,也会收到良好的效果。

慢性盆腔炎的针灸疗法

慢性盆腔炎是指女性内生殖器及其周围结缔组织、盆腔腹膜的慢性炎症。其主要临床表现为白带增多、腰腹疼痛、月经紊乱及女性不孕等,有的已形成慢性附件炎,有可以触及的肿块。慢性盆腔炎临床表现全身症状多不明显,易感疲乏,或伴随有低热症状。慢性盆腔炎的病程一般会持续较长时间,部分患者可有神经衰弱症状,如失眠、精神不振、周身不适等。当患者抵抗力差时,易有亚急性或急性发作。慢性炎症形成的瘢痕粘连以及盆腔充血,可引起腰骶部酸痛及下腹部疼痛、坠胀。

针灸疗法

1. 取穴 以中极、行间、带脉为主穴。

2. 配穴 湿热下注者配合谷、次髎、曲池;气滞血淤者配太冲、膈俞、期门;肝肾不足者配三阴交。另外,气血不足者配气海;阴伤者加三阴交。

3. 操作 每次选取 3 ~ 5 穴,根据证候虚实,毫针刺用平补平泻法、补法或泻法,慢性者多虚实夹杂,多用平补平泻法;急性者多属邪实,用泻法;对湿重而热不显者或阳虚、气虚者可加用灸法,艾条灸每穴可灸 5 分钟,艾炷灸每穴可灸

3～5 壮。也可对腰骶或腹部穴位加用拔罐疗法。

其他疗法

1. 耳针

(1)处方：肝、肾、脾、子宫、卵巢、三焦、盆腔、内分泌、肾上腺。

(2)方法：每次取 3～4 穴，结合耳部敏感点，常规消毒后用毫针强刺激或中等刺激；或用耳穴压丸法，两耳交替使用。

2. 穴位注射

(1)处方：次髎、三阴交。

(2)方法：急性期取黄连素注射剂，慢性期可用丹参、当归等中药注射液，每穴注射药液 0.5～1 毫升，每日或隔日 1 次，10 次为 1 个疗程。

引起慢性盆腔炎的主要病因

1. 产后或流产后感染　分娩后产妇体质虚弱，宫颈口因有残血浊液流出，未及时关闭，宫腔内有胎盘的剥离面，或分娩造成产道损伤，或有胎盘、胎膜残留等，或产后过早有性生活，病原体乘虚侵入宫腔内，容易引起感染；自然流产、药物流产过程中阴道流血时间过长，或有组织物残留于宫腔内，或人工流产手术无菌操作不严格等均可以发生流产后感染。

2. 宫腔内手术操作后感染　如放置或取出宫内节育环，行刮宫术、输卵管通液术、子宫输卵管造影术、宫腔镜检查、黏膜下子宫肌瘤摘除术等，由于术前有性生活或手术消毒不严格或术前适应证选择不当，生殖道原有慢性炎症，经手术干扰而引起急性发作并扩散；也有的患者手术后不注意个人卫生，或术后不遵守医嘱，同样可使细菌上行感染，引起盆腔炎。

3. 经期卫生不良　若不注意经期卫生，使用不洁的卫生巾和护垫，经期盆浴、经期性交等均可使病原体侵入而引起炎症。女性应注意自己的外阴卫生及个人清洁卫生，日常可用 pH4 弱酸性女性护理液清洗外阴，并注意防止来自洁具及卫生间内的感染。

4. 邻近器官的炎症直接蔓延　最常见的是阑尾炎、腹膜炎，由于它们与女性内生殖器官毗邻，炎症可以直接蔓延，引起盆腔炎症；患慢性宫颈炎时，炎症也可通过淋巴循环，引起盆腔结缔组织炎，慢性盆腔炎的急性发作等。

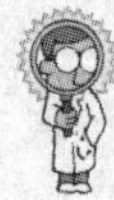

养生提示

慢性盆腔炎患者在治疗阶段应注意按时起居、作息有规律、心情舒畅，并伴以适度运动。患者治疗初期或病情反复发展阶段要避免夫妻性生活，平时多吃新鲜的蔬菜、水果，多吃清淡温润的食品，少吃或不吃肥厚油腻的食品和油炸的食品，不吃生冷、刺激、寒凉、辛辣的食品。

更年期综合征的针灸疗法

更年期综合征指由雌激素水平下降而引起的一系列症状。更年期女性，由于卵巢功能减退，垂体功能亢进，分泌过多的促性腺激素，引起植物神经功能紊乱，从而出现一系列程度不同的症状，如多虑、抑郁、乏力、失眠、心悸、月经变化、情绪不稳定、易激动、面色潮红及注意力难于集中等。中医认为更年期综合征是天癸衰少，肾气不足，以致阴阳平衡失调造成，因此在治疗时，以调整阴阳、补肾气为主要方法。

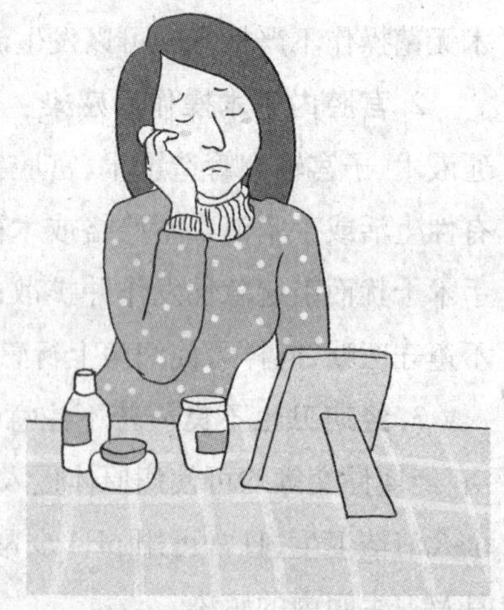

针灸疗法

1. 取穴 肾俞穴。

2. 配穴 肝阳上亢者配风池、百会；心虚亏损者配脾俞、心俞；脾胃虚弱者配中脘、脾俞；痰气郁结者配支沟、膻中；神志失常者加大陵、人中；浮肿者加阴陵泉、关元。

3. **操作** 针刺补泻兼施，酌情用灸。

摆脱更年期症状的招数

1. **神经、精神症状有异常表现** 患者常常会出现如疲乏、易哭、易怒、烦躁、抑郁、焦虑及皮肤蚁走感等，去医院皮肤科检查发现无异常。这是因为患者平时多善猜疑，或不愿合群，一旦遇事不顺，郁久则情志失控，抑郁不解，百般猜疑，致心脑功能失调，经期脏腑失养而致病。故应多参与集体活动和旅游、户外活动等。伸展心境，开阔襟怀，对本病有较好的辅助治疗作用。

2. **出现潮热症状** 在无任何诱因情况下，热感从胸部向双上肢和面部迅速蔓延，有时伴有出汗、心慌。有些患者夜间会感觉潮热，常常是半夜醒来，浑身大汗，夜汗和潮热发生的原因都是雌激素缺乏，导致血管收缩舒张。更年期女性的雌激素减少会让女性感觉潮热，可口服小剂量雌激素，能明显减轻其症状，抑郁、失眠等与潮热有关的症状也可获得改善。

3. **出现心悸症状** 更年期的女性常会有心慌的感觉，心脏"突突突"地跳个不停，需要长时间才能渐渐平静下来，经医院心电图检查结果正常。患者应保持情绪稳定，精神乐观，坚持治疗，树立战胜困难的信心。应避免忧思恼怒及惊恐刺激等。生活作息要有规律。保持规律的饮食习惯，多吃易消化吸收及营养丰富的食物，宜低盐、低脂饮食，忌浓茶、烟酒。

更年期综合征的危害

1. **性欲减退** 阴毛及腋毛脱落，性欲衰退，阴道分泌物减少，性交时出现疼痛感，继而导致性生活次数的减少或厌恶性生活的情绪的发生。

2. **植物神经功能紊乱** 头晕目眩，口干，喉部有烧灼感，思想不易集中，而且易紧张激动，情绪复杂多变，性情急躁，失眠健忘，皮肤发麻发痒，有时有蚁走感。

3. **血管功能失调** 更年期综合征的危害比较典型的表现为潮热，忽冷忽热，出大汗，有时有头晕，每天可发生几次或几十次，并多在夜间发作，甚至出现发闷、气短等症状。

4. **骨质疏松** 骨强度减弱，骨折易感性增加，骨代谢负平衡，平均每日丢失50毫克钙，常有腰腿痛，背痛等，稍用力即骨折。

5. **月经失调** 这是最常见的更年期综合征的危害之一，常表现为月经量逐渐减少，周期逐渐延长，经期缩短，以致逐渐停经。但有时候也会出现月经量增多，并伴有大量血块出现等情况。

6. **肥胖** 一般超过正常体重15% ~20%者为肥胖，更年期是女性发胖的主要时期，尤其是腹部及臀部等处的脂肪最容易堆积起来。

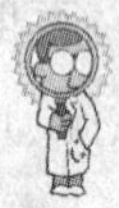

养生提示

适当的运动能够缓解身心压力，放松心情，尤其适合更年期综合征患者。更年期综合征患者在日常生活中可以进行慢跑、散步、健康操、太极拳等运动，这样能够较好地促进身体血液循环，使身心更为愉悦，还应注意定期身体检查。更年期后，许多疾病的发生率均会增加，而定期健康检查可以及早发现、治疗。

崩漏的针灸疗法

崩漏是指女性非周期性子宫出血，大量出血者为"崩"，其暴下如注，发病急骤；淋漓不绝者为"漏"，其病势缓，出血量少。虽出血量及出血情况有区别，但"崩"和"漏"在发病过程中常会互相转化，如崩血量渐少，可能转化为漏，漏势发展又可能变为崩，故临床多以崩漏并称。该病以更年期女性和青春期女性多见。

针灸疗法

1. **取穴** 气海、足三里、地机、三阴交。

2. **配穴** 脾虚者加脾俞、胃俞、百会；肾阳虚者加肾俞、命门；肾阴虚者加肾俞、太溪。

3. **操作** 毫针泻法，可施用灸法。气海益气固体，调补冲任；三阴交健脾益气，促进脾之统血作用；足三里补益气血，使经血化生有源。

其他治疗

1. **耳针法** 选内生殖器、交感、皮质下、内分泌、神门、肝、肾、腹。每次选2~4穴，在所选的穴位处寻找敏感点，快速捻转数分钟，每日或隔日1次，每次留针20~30分钟，也可用埋针或埋丸法。

2. **皮内针法** 选气海、阿是穴、地机、三阴交。消毒穴位后，取揿钉型或麦粒型皮内针刺入，外用胶布固定，埋入2日后取出。

3. **皮肤针法** 选下腹部任脉、肾经、胃经、脾经、腰骶部督脉、膀胱经、夹脊穴。消毒后，腹部从肚脐向下叩刺到耻骨联合，腰骶部从腰椎到骶椎，先上后下，先中央后两旁，以所叩部位出现潮红为度，每次叩刺10~15分钟，以痛止，腹部舒适为度。

4. **穴位注射法** 选中极、关元、次髎、关元俞。用2%普鲁卡因或当归注射液，每穴每次注入药液2毫升，隔日1次。

崩漏的预防措施

1. **注意身体保健** 要增加营养，多吃含蛋白质丰富的食物以及蔬菜和水果。在生活上劳逸结合，不参加重体力劳动和剧烈运动，睡眠要充足，精神愉快，不要在思想上产生不必要的压力。这对崩漏的防治很有效。

2. **应用药物进行止血** 药物止血的方法有两种：一种是使子宫内膜脱落干净，可注射黄体酮；一种是使子宫内膜生长，可注射苯甲酸雌二醇。一些止血药物，如云南白药、安络血、维生素k、止血芳酸和止血敏等，一般都可以达到治疗崩漏的目的。

3. **应用药物调节月经周期** 连续服用已烯雌酚等药物，每日0.5~1克，连用20日，用药最后5日增加注射黄体酮，每日20毫克。随着年龄的增长和合理治疗，一般青春期功能性子宫出血可以很快痊愈。对于有排卵性功能性子宫出血的患者，在排卵前期注射绒毛膜促性腺激素，可望调节月经周期。

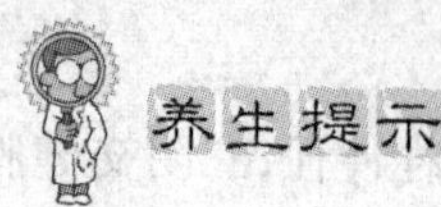

经量多,来势猛烈时,患者一定要卧床休息,并注意减少翻动,上半身宜稍垫高以利经血排出。崩漏患者的饭菜应荤蔬混合食用,品种要杂并且容易消化。猪血、猪肝、红枣、鱼类、蛋类、黑木耳等食品既富含高蛋白又含有大量铁质和微量元素,混和食用可互补长短,藕、芡实、榛子、莲子、胡桃、石榴、龟肉有补脾肾固经血作用,可以适量辅助食用。桃子、山楂、蟹、酒、辛辣等食品有活血刺激作用,不宜食用。崩漏患者以及家属切忌紧张焦躁,急火内攻更会迫使血流妄行,经量增加。崩漏停止后仍要进行体质调理性治疗,预防反复。

经前期紧张综合征的针灸疗法

经前期紧张综合征是指女性每于经前或经期会规律性出现一些症状,如头晕头痛、心烦失眠、乳房胀痛、身痛发热、身疲乏力、口舌糜烂等,这些症状可单独出现,也可并见,一般在经前1周最明显,经后立即消失。本病散见在中医学"经行乳房胀痛"、"经行头痛"、"经行发热"等论述中。

针灸疗法

1. **治法** 疏肝解郁,补肾通络。

2. **主穴** 关元、三阴交、太溪、太冲。

3. **配穴** 肝郁者配合谷、膻中、内关;肾虚者配肾俞、肝俞;阴血不足者加足三里、血海;脾肾阳虚者加脾俞、气海;淤血者配肾俞、血海、膈俞。另外,乳房胀痛者配肝俞、乳根;心烦失眠者配心俞、神门、内关;经行泄泻者配大肠俞、天枢;

经行头痛者配行间、百会；面目浮肿者配足三里、脾俞、肾俞。

4. **操作**　每次选取3～5穴，根据证候虚实，毫针刺用平补平泻法、补法或泻法，虚则补之，实则泻之；也可根据病情加用温针灸或其他灸法，艾条灸每穴可灸5分钟，艾炷灸每穴可灸3～5壮。也可对腰骶部、腹部穴位及背俞穴加用拔罐疗法。

其他疗法

1. **耳针**

(1)处方：肝、心、肾、胸、盆腔、子宫、卵巢、交感、内分泌、皮质下。

(2)方法：每次取3～4穴，结合耳部敏感点，常规消毒后用毫针强刺激或中等刺激；或用耳穴压丸法，两耳交替使用。

2. **穴位注射**

(1)处方：脾俞、肾俞、肝俞、关元、三阴交、足三里。

(2)方法：取用2～3穴，选用川芎、当归、黄芪等中药注射剂，或用胎盘注射液、维生素制剂，隔日1次，每穴每次可注射药液1～2毫升，10次为1个疗程。

证候分类

1. **肝郁**　经前情绪不宁，烦躁易怒，乳房胀痛，胸胁胀痛，不思饮食，头痛失眠；经行周期前后不一，经量偏少，小腹作胀，舌红、苔薄白，脉弦。

2. **肾虚**　经前头痛，眩晕，腰酸膝软。月经前期，色红无块，烦躁，潮热，舌质红、苔少，脉细；月经后期，色淡量多，经行面浮，肢肿，腹胀纳减，神疲肢冷，脉沉。

3. **淤血**　经前、经期乳房胀痛，以痛为主，一般乳房有结块，月经先后无定期，以后期为多见，经量较少，色紫黑而有血块，经行不畅，小腹胀痛，胸闷烦躁，舌暗红有紫斑。

临床附注

(1)本病的临床症状多样，其发生与月经关系密切，以脏腑、气血功能的平衡失调为主要表现。针灸能调整人体气血、平衡阴阳，改善月经的期、量、色、质，消除相应的临床症状，因而治疗本病有明显的效果。

（2）对本病应注意鉴别诊断，排除一些器质性疾病。取穴时强调辨证选穴，以调整冲任和气血平衡为原则，因而用三阴交补冲任、调经血，以关元补气调经、固本摄血，太溪、太冲相配滋水涵木，肝肾并养，结合对症取穴，标本同治。

（3）如出现精神或情绪障碍，配合心理疏导效果更佳。

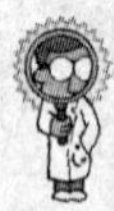

养生提示

经前避免精神紧张，注意劳逸结合，进少盐饮食，注意补充足够的维生素及矿物质，可减轻症状。保持心情舒畅，性格开朗，不为一些小事斤斤计较。避免过于悲怒忧伤，以免加重病情。合理安排生活、工作和学习，注意体育锻炼和适当的劳动，增强体质，提高对疾病的抵抗力。

白带过多的针灸疗法

白带是指女性阴道分泌的一种白色黏稠液体。多因月经前期或妊娠期生殖器充血，阴道渗出物和各种腺体的分泌物增加所致；或因生殖器感染、肿瘤等引起。前者属于生理性白带，后者为病理性白带。

中医学称本病为“带下”，认为其病在肝、脾、肾三脏。肝郁乘脾，脾不健运，湿热下注；或脾肾两虚，任脉不固，带脉失约，而成本病。一般的临床表现有：带下量多，绵绵不绝，色白或淡黄，质黏稠或稀薄，无臭味；或带下量多，色黄绿如脓，甚至挟有血液，味腥臭，阴部瘙痒。

针灸疗法

1. 定位　带脉，在侧腹部，当第十一肋骨游离端下方垂线与脐水平线的交点上，肝经章门穴下1.8寸处；侧卧取穴。

2. 操作　手持艾条，点燃，将艾条对准穴位，点燃的艾头与皮肤的距离约2厘米左右，整根艾条稍倾斜，约与局部皮肤成45度角，以局部灼热泛红为度，约灸30分钟左右，每日1次。

引起白带过多的原因

根据白带的颜色，质、量、臭味及症状等作初步分析，常见有下列疾病。

1. 病原体感染造成白带过多　使用污染的卫生用品，使病原体由阴道口进入生殖道，发生感染，白带过多。有些种类的病原菌进入女性的生殖系统，可能感染生殖道，从而造成白带过多。

2. 阴道滴虫感染造成白带过多　这种感染易造成白带过多，还会伴有恶臭，同时还会发生阴部瘙痒。

3. 宫颈疾病造成白带过多　分娩的裂伤或性激素的改变或者是性行为造成子宫颈发炎，都可能导致子宫颈糜烂而使白带过多。少数女性可能出现无任何原因的子宫颈糜烂，即是“先天性的子宫颈糜烂”，也会引起白带过多。慢性宫颈炎也会造成白带过多，此时白带为乳白色黏液状或淡黄色脓性，偶可混有少量血丝，腰骶部疼痛，盆腔部下坠痛，可能造成不孕。

4. 慢性盆腔炎造成白带过多　其症状是白带过多，月经增多或月经失调、下腹坠胀、疼痛、腰骶部酸痛，常在劳累、性交后及月经前后加剧，有时有低热、疲乏或精神不振、周身不适、失眠等。

5. 滤过性病毒感染造成白带过多　滤过性病毒感染子宫颈、阴道以及外阴部，如感冒的滤过性病毒、尖锐湿疣类的滤过性病毒，常会形成白带过多。

6. 白色念珠菌感染造成白带过多　白色念珠菌又称霉菌，是一种腐物寄生菌，平时生存于人体的皮肤、黏膜、消化道及其他脏器中，当机体抵抗力降低时，白色念珠菌就会繁殖，达到一定量时，人体就会发病。

7. 萎缩性阴道炎造成白带过多　有少部分女性因患病而切除了两侧的卵巢，或更年期提早发生，以及更年期后的女性，由于体内逐渐缺乏雌激素，导致阴道壁渐渐变得脆弱而容易受到细菌感染发生炎症，导致白带过多。

8. 异物进入造成白带过多　如果有异物进入了生殖器官，如阴道内有纱布、卫生棉塞、月经栓等，也会造成白带过多。

9. 子宫疾病造成白带过多　子宫肌瘤会引起白带过多、腰酸、腹痛、下腹坠腹、月经周期缩短、量多、经期延长、不规则阴道流血;腹部胀大,下腹部扪及块物,或有尿频、便秘、大便不畅、不孕;白带过多,阴道口有块状物脱出,经平卧休息块状物可变小或消失,重者休息亦不能回缩,伴腰骶部疼痛和下坠感。

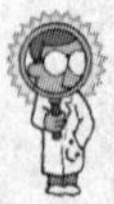

养生提示

首先,衣裤应宽松透气,女性平时应穿肥裤或裙子,内裤以棉质为宜,不可用丝绸或人造纤维,因其不透气,又不吸汗,最宜霉菌滋生,牛仔裤、练功裤等紧裆裤均不宜常穿;其次,坚持每晚清洗,以淋浴为佳,可用非碱性或中性肥皂清洗,清洗后要维持干燥,可用无刺激的爽身粉抹在身体上或局部,可以有效防范白带过多。

阴道痉挛的针灸疗法

阴道痉挛是指性交前或性交时发生的阴道及盆底部包围阴道下1/3周围的肌肉,不自主地产生剧烈而持续的痉挛性收缩;有时想象或试图将类似阴茎的东西塞入阴道,也会发生阴道持续痉挛,因而使阴茎无法进入阴道进行性交,也可以使已经插入阴道的阴茎无法退出。它是一种影响女性性反应能力的心身疾病。阴道痉挛,中医认为多因七情内伤所致,郁怒伤肝,情志不舒,肝气郁滞。肝主筋,肝气伤则阴部筋脉痉挛。交合时会阴部肌肉痉挛,拘急疼痛,口舌干燥,小腹坠胀,小便短赤,胸胁胀满,舌红、苔黄,脉弦数。

针灸疗法

1. **选穴** 合谷、中极、神门、关元、足三里、三阴交、太冲。

2. **操作** 每次取3~5个穴位,在交合前30分钟进行针刺。手法采用平补平泻，弱刺激。进针得气后留针20分钟，每隔5分钟行针1次。

另外，在生活中也可以用食疗的方法来治疗阴道痉挛，其效果也很显著，下面有几种病症对应的食疗方法。

1. **肝气郁结** 烦躁不宁，心情抑郁，胸胁胀满，失眠多梦，善叹息，以呼出为快。性交时阴道痉挛，性交不能成功，情绪波动时加重，苔白脉弦。治宜理气缓急，舒肝解郁，方选逍遥散加减。

●取柴胡6克，当归10克，枳壳8克，杭白芍12克，川芎6克，制香附10克，郁金10克，煅牡蛎（先煎）30克，白僵蚕5克，水煎服，每日1剂。

2. **肾阴虚损** 交合时阴道痉挛，交合常不能成功。伴有口燥咽干，阴道分泌物少，阴道干涩不润滑，心悸盗汗，舌质红、少苔，腰酸腿软，手足心热，足跟疼，脉细数乏力。治宜滋阴填精，平肝益肾，方选六味地黄汤加减。

●取熟地15克，相杞子10克，山药15克，女贞子10克，粉丹皮6克，旱莲草10克，山茱萸10克，生牡蛎（先煎）30克，酸枣仁10克，白芍10克。水煎服，每日1剂，连服1个月。

3. **肝经湿热** 多由会阴或盆腔炎症性病变所引起，性交疼痛，赤白带下，小便短赤，外阴红肿，或下腹部坠痛，舌质红、苔黄腻，脉滑数。治宜清热解毒，理湿泻肝，方选龙胆泻肝汤加减。

●取金银花20克，土茯苓30克，龙胆草10克，黄柏6克，鱼腥草20克，车前草15克，焦苍术6克，生地黄10克，木通6克，泽泻10克，甘草3克。水煎服，每日1剂，连服5～7日。

阴道痉挛通过行为治疗可治愈

(1)让患者意念集中于骨盆肌肉，特别是阴道的肌肉，先放松2～3分钟，然后收缩，由几秒到一两分钟，如此交替训练，使骨盆部肌群达到极为疲劳程度。在收缩时应取两下肢合并伸直体位，松弛时则取两下肢半屈分开体位。多次训练后，可成功地学会使局部肌群松弛—收缩这种行为技术。

(2)用已消毒的扩张器（扩阴器）或戴上橡皮手套，添上润滑剂，由小号开始插入（1号或1θ指）。如首次不成功，可以再行松弛—收缩训练，直到成功。再次成功后可反复训练，且在松弛期逐渐加大扩张器号数，到4号或增加到两三个手指后，可开始与配偶性交。如性交失败，可继续进行松弛—收缩训练，且在松弛期重新使用扩张器(或手指),从小号至大号逐渐扩张,直至能进行正常性交为止。

(3)当松弛—收缩—松弛疗法不能奏效时,可以考虑此方法。首先,让患者或者伴侣学会针刺合谷穴。在行阴道扩张器前针刺合谷,使患者合谷穴产生痛、麻感,此时可由小号扩张器逐渐插入阴道,以后再增大号数,逐渐达到能够使阴茎插入。性交前应有性游戏。当准备充分后,女方将注意力集中于手上。男方忌动作粗暴,阴道润滑不够时,可加用润滑剂。当阴道痉挛解除后,无须再进行针刺疗法。

阴道痉挛急救法

在性交时,阴道口或阴道周围的肌肉产生强烈和持续性的收缩,使阴道口及阴道狭窄,阴茎无法插入阴道或插入阴道后不能拔出,这就是阴道痉挛。为什么新婚之夜容易发生阴道痉挛?其主要原因是新娘初次性交,心理状态比较复杂,精神高度紧张甚至恐惧,而新郎又急于求成,动作过于粗暴鲁莽,出于人体自卫的本能,阴道便发生反射性和防御性的收缩。急救措施如下。

(1)当阴道痉挛发生时,如果急于停止房事,反而会更加痛苦,因为此时阴道还在收缩不止,此时的急救方法是男方应温和、怜恤地鼓励女方,使其不要惊慌。

(2)然后用腹式呼吸,取正常位置,把腿抬高,便可终止。因为这种体位与分娩体位相同,阴道能够自然松弛。

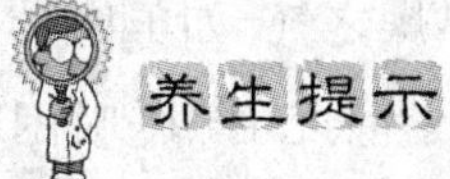

由于阴道痉挛发生在性交过程，所以应暂时停止性生活，以免增加痛苦和对性交的恐惧感。如果是患阴道疾病，应接受正规治疗；如果是生殖器官先天畸形，经外科手术治疗后，就可以避免痉挛的发生；如果妇科检查没有问题，就需看一看心理医生了；如果身体阳气不足，平时坐卧宜暖，多进温补药物与食物，少吃生冷，尤其在经期与产后，要防止风寒之邪从下部入侵。

产后缺乳的针灸疗法

产后乳汁少或完全无乳，称为缺乳。乳汁的分泌与乳母的精神、情绪、营养状况、休息和劳动都有关系。任何精神上的刺激如忧虑、惊恐、烦恼、悲伤，都会使产妇减少乳汁分泌。乳汁过少可能是由于乳腺发育较差，产后出血过多或情绪欠佳等因素引起，感染、腹泻、便溏等也可使乳汁缺少，或因乳汁不能畅流所致。对前者西医尚无特殊处理方法，对后者可用催产素肌内注射，或用吸奶器等方法以促使乳汁流出。

中医认为本病有虚实之分。虚者多为气血虚弱，乳汁化源不足所致，一般以乳房柔软而无胀痛为辨证要点。实者则因肝气郁结，或气滞血凝，乳汁不行所致，一般以乳房胀硬或痛，或伴身热为辨证要点。临床需结合全身症状全面观察，以辨虚实，不可单以乳房有无胀痛辨之。缺乳的治疗大法，虚者宜补而行之，实者宜疏而通之。膻中穴对产后缺乳有很大的作用。

膻中。膻，羊臊气或羊腹内的膏脂也，此指穴内气血为吸暖后的暖燥之气；中，与外绝对，指穴内。膻中名意指任脉之气在此吸热胀散。本穴物质为中庭穴传来的天部水湿之气,至本穴后进一步吸热胀散而变化热燥之气,如羊肉带有辛膻气息,故名。膻中穴的主治病证为:胸部疼痛、腹部疼痛、心悸、呼吸困难、咳嗽、过胖、过瘦、呃逆、乳腺炎、缺乳症、咳喘病等。

针灸疗法

1. **定位** 膻中,位于胸部,在前正中线上,两乳头连线之中点。

2. **操作** 刺入后小幅捻转,得气后将针提至皮下,向两侧乳房分别斜刺3～5分钟,使针感分别到达两侧乳房后留针20～30分钟。

产后缺乳原因

(1)过早添加配方奶或其他食品,这是造成奶水不足的主要原因之一。由于宝宝已经吃了其他食物,并不感觉饥饿,便自动减少吸奶的时间。如此一来,乳汁便会自动调节减少产量。

(2)喂食时间过短,有些妈妈限制哺喂的次数,或者每次喂食时间过短等,都会造成母奶产量的减少。事实上,哺喂母奶不必有固定的时间表,宝宝饿了就可以吃;每次哺喂的时间也应由宝宝自己来决定。有时候宝宝的嘴离开妈妈的乳头,可能只是想休息一下、喘一口气,或是因为好奇心想要观察周围的环境等。

(3)婴儿快速生长期,大约出生后2～3周、六周以及3个月左右,是婴儿较为快速的生长阶段,此时,宝宝会频频要求吸奶,这可说是宝宝本能地在增加妈妈的奶水产量,若在此时添加其他食物,反而会妨碍奶水的增加。

(4)产妇营养不良,平日应该多注意营养,不宜过度减轻体重,以免影响乳汁的分泌。最好多食用富含蛋白质的食物,进食适量的液体,并注意营养是否均衡。

(5)人工挤乳器损坏或不会使用。有的妈妈恢复上班后,便用挤乳器挤出母乳喂食宝宝,没想到却越挤越少,此时请先检查人工挤乳器是否损坏。由于大多数人工挤乳器并不像宝宝的嘴那样,具有增加母乳产量的能力,因此在挤的时候要保持耐心,慢慢来。

(6)药物影响。妈妈若吃含雌性激素的避孕药,或因为疾病正接受某些药物治疗,有时会影响泌乳量,此时应避免使用这些药物,在就诊时,应让医生知道你正在喂母乳。

(7)母亲睡眠不足、压力过大，为人母的工作是十分耗费精神以及体力的，建议妈妈们应放松心情，多找时间休息，就可以解决奶水暂时不足的现象。

产后缺乳的预防调摄

“三分治疗，七分调理”，正确、合理地注意生活、饮食、精神等方面的调理对缺乳的防治非常重要。

1. **母婴同室、及早开乳**　一般认为，早期母乳有无及泌乳量多少，在很大程度上与哺乳开始的时间及泌乳反射建立的早晚有关。有人通过比较，发现产后1小时内即予哺乳，产妇的泌乳量较多，哺乳期也较长。

2. **养成良好的哺乳习惯**　按需哺乳，勤哺乳，一侧乳房吸空后再吸另一侧。若乳儿未吸空，应将多余乳汁挤出。

3. **营养和休息**　要保证产妇充分的睡眠和足够的营养，但不要滋腻太过。应鼓励产妇少食多餐，多食新鲜蔬菜、水果，多饮汤水，多食催乳食品，如花生米、黄花菜、木耳、香菇等。

4. **调情志**　产妇宜保持乐观、舒畅的心情，避免过度的精神刺激，以致乳汁泌泄发生异常。

5. **及早治疗**　发现乳汁较少，要及早治疗，一般在产后15日内治疗效果较好。时间过长，乳腺上皮细胞萎缩，此时用药往往疗效不佳。

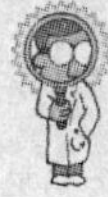

养生提示

产后乳汁缺乏，应选择高热量、高蛋白、多维生素、具通乳催奶的作用的食物。不要食用辛辣刺激的食物，生冷性寒的食物也不宜食用。气血虚弱的产妇应以补虚为原则，要鼓励其适当地增进饮食，多选有补血、养血、益气作用的食物。对于肝气淤滞、情志不畅的产妇，需要劝说宽慰，使其精神安定，心情开朗。